Wichtige Nährstoffe zum Abnehmen

Stoffwechsel ankurbeln und langfristig abnehmen mit gesunder Ernährung und optimaler Nährstoffversorgung

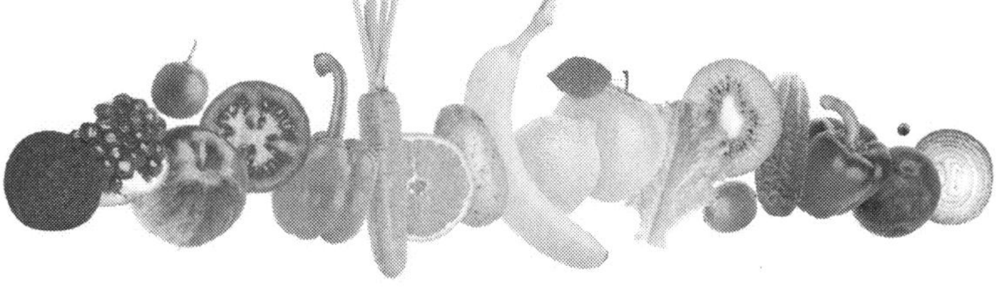

von Scott Wilbertz

Inhaltsverzeichnis

Einleitung

Beim Abnehmen ist es besonders wichtig auf eine entsprechende Ernährung zu achten. Dabei ist es nicht nur wichtig zu wissen, was gegessen werden muss, sondern auch in welcher Mcngc. Dafür bedeutend sind vor allem die Inhaltsstoffe. Die Inhaltsstoffe, welche für den menschlichen Körper wichtig sind, sind äußerst vielfältig. Dazu zählen vor allem die allgemeinen **Makronährstoffe**, **Vitamine**, **Vitaminoide** und **Mineralstoffe**, welche durch eine bestimmte Ernährung und mit Nahrungsergänzungsmitteln aufgenommen werden können. Zumeist haben diese Inhaltsstoffe einen besonderen Einfluss auf den **Stoffwechsel**. Dieser wiederum ist vor allem für das Ziel des Abnehmens der wichtigste und bedeutendste Mechanismus. Dabei muss für einen effektiven Gewichtsverlust nicht zwingend eine strikte Diät gehalten werden. Eine gesunde und ausgewogene Ernährung ergibt sich meist aus den bestimmten Mengen an Inhaltsstoffen, welche dem Körper täglich zugeführt werden sollten. Für maximale Ergebnisse können parallel dazu noch bestimmte Diäten verfolgt werden, welche sich von ihrem Inhalt maßgeblich auf das **Ernährungstiming** beziehen. Die zeitliche

Einfügung von Mahlzeiten in einen bestimmten Ernährungsplan kann zusätzlich Einfluss auf den Stoffwechsel und die Fettverbrennung nehmen. Das bedeutet, es ist wichtig zu wissen was und WANN gegessen werden sollte um das Zielgewicht zu erreichen.

Grundsätzlich jedoch sind die wichtigsten Grundpfeiler der Ernährung die gewissen **Nährstoffe**. Wie diese aufgeteilt sind und wie sie im Körper wirken, wird nachfolgend ausgeführt.

Nahrungsergänzungsmittel sind nicht zwingend erforderlich und immer nur eine Ergänzung zu einer gesunden Ernährung. In manchen Zeiten oder bei manchen Ernährungsformen kann es jedoch Sinn machen die Ernährung mit gewissen wichtigen Nährstoffen zu ergänzen und so eine gesunde Abnahme und einen funktionierenden Stoffwechsel zu erreichen.

Abnehmen – das Grundprinzip

Um erfolgreich abzunehmen und einen wirklichen **Gewichtsverlust** zu erzielen, muss zunächst die **Motivation** feststehen. Bröckelt die Disziplin, kann das zu schwerwiegenden Ergebnisverlusten führen. Mit einer gesunden und ausgewogenen Ernährung ist jedoch der erste Schritt getan. Dazu ist es nötig zu verstehen, wie der menschliche Körper arbeitet und mit gewissen Stoffen umgeht. Vorwiegend werden die Hauptbestandteile über die geregelte Nahrung aufgenommen. Nicht zuletzt jedoch wird der lebensnotwendige Sauerstoff über die Luft aufgenommen. Dabei wird die Luft der Umgebung durch die Atmung aufgenommen und der darin befindliche Sauerstoff in den Lungen über die Lungenflügel in das Blut befördert. Darüber wird der Sauerstoff im Körper verteilt und kann an bestimmten Punkten verwendet werden. Ein ähnlicher Vorgang zeichnet sich bei der Verwertung der Nährstoffe ab, welche durch die geregelte Nahrung aufgenommen werden. Im Zuge der Nährstoffverwertung geschehen einige der wichtigsten Vorgänge, welche maßgeblichen Einfluss auf das Abnehmen haben. Um Gewicht zu verlieren und seinen Körper gesund zu halten, gilt es nun diese Prozesse so weit es geht zu beschleunigen. Das kann vor allem mit der Aufnahme der **Mengen** und dem zeitlichen **Timing** gesteuert werden.

Nährstoffaufnahme und Verwertung

Grundsätzlich kann sich der menschliche Körper wie eine große Verwertungsmaschinerie vorgestellt werden. Nährstoffe werden aufgenommen, umgewandelt, transportiert, verwertet und die Überreste ausgeschieden. Speziell im Zusammenhang mit dem Abnehmen sollte dabei die Ernährung betrachtet werden. Die Ernährung ist der wichtigste Mechanismus des Organismus, um diesen mit den erforderlichen Nährstoffen und Mitteln zu versorgen. Dabei werden diese hauptsächlich durch die normalen Lebensmittel aufgenommen. Die Nährstoffe sind dabei in bestimmten Molekülstrukturen verpackt und bestimmen damit sowohl Geschmack, Form, Konsistenz und Verwertbarkeit der einzelnen Lebensmittel. Durch die Darm- und Speisetrakte werden diese Lebensmittel in den Magen transportiert, nachdem die Masse durch Kauen zerkleinert wurde. Im Magen fängt anschließend an, die Magensäure zu arbeiten. Diese hat die Aufgabe die Lebensmittel aufzulösen und in eine Form zu bringen, in welcher der Körper die darin enthaltenen Stoffe besser nutzen kann. Aus rein chemischer und biologischer Sicht ist das natürlich die flüssige Form.

Aus der flüssigen Form können dann mithilfe der weiteren Verdauungsprozesse die einzelnen Molekülstrukturen herausgelöst werden, sodass diese in den Körper transportiert werden. In dieser Form handelt es sich dann bereits um die Strukturen, welche der Körper nutzen kann. So werden beispielsweise die Eiweißstrukturen für den **Muskelaufbau** genutzt und die Einfachzucker als **Energielieferanten**. Der Muskelaufbau geschieht vornehmlich an der Stelle der Muskelstrukturen. Die Energie wird jedoch von weitaus mehr Prozessen benötigt. So benötigen auch wichtige Organe wie die Leber, die Lunge oder das Herz ein gewisses Maß an Energie, um funktionieren zu können. Verschiedene Inhaltsstoffe werden also an verschiedenen Orten des Körpers benötigt, um dort eine Arbeit leisten zu können. Für den Transport an diese Stellen ist der Blutkreislauf verantwortlich. Die Molekülstrukturen werden aus den Verdauungsprozessen in den Blutkreislauf eingespeist und dann über das Blut an Muskeln, Organe und Zellen transportiert. Dort lagern sich die Stoffe ab und können ihre spezielle Wirkung entfalten. Je nach Bedarf, körperlicher Beanspruchung und Nährstoffbedarf reagiert der Körper darauf. Bei einem erhöhten Nährstoffbedarf müssen mehr Nährstoffe durch das System transportiert werden. Die Transportgeschwindigkeit muss also erhöht werden. Ohne eine entsprechende Zufuhr von Nährstoffen ist das jedoch nicht möglich. Vornehmlich interessant für das Abnehmen ist dabei das Energiekonzept des

Körpers. Die Energie wird vornehmlich aus Fetten, Proteinen und Kohlenhydraten entzogen. Im Körper werden die Strukturen zu Einfachzuckern zerlegt und über das Blut transportiert. Bei jeder Aktivität inner- und außerhalb des Körpers wird jedoch Energie benötigt. Jede Muskelbewegung, jede Organaktivität und jeder biochemische Vorgang benötigt ein gewisses Maß an Energie. Diese Energie wird maßgeblich durch die Ernährung bereitgestellt. Diese Energie wird im Allgemeinen als **Kilokalorien** bezeichnet und ist maßgeblich dafür verantwortlich, die Fettpolster anzureichern. Um also effektiv abnehmen zu können und einen Gewichtsverlust zu erreichen, muss die verbrauchte Energie größer sein als die Zugeführte. Im Diät-Jargon wird das als **Kaloriendefizit** bezeichnet.

Speicherung von Energie

Im Energiekreislauf ist es also besonders wichtig zu wissen, dass die Energie, welche zugeführt wird, auch wieder verbraucht wird. Allerdings ist dieser Energieverbrauch nicht etwa mit einer Glühbirne zu vergleichen, welche konstant ein bestimmtes Maß an Energie bezieht. Durch verschiedene körperliche Aktivitätsphasen, Herzschlag, Umgebungsbedingungen und Stoffwechsel schwankt der Energieverbrauch mehr oder minder. Insbesondere beim Sport wird dabei ein erhöhtes Maß an Energie verbraucht, da der Stoffwechsel erhöht aktiv ist und das Herz schneller schlägt. Auch ist der Sauerstoffbedarf wesentlich höher und trägt damit zum Energiebedarf bei. Auch ist die Energiezufuhr nicht mit dem Prinzip einer Glühbirne gleichzusetzen. Während dabei ein konstanter Strom aus der Steckdose kommt, werden dem Körper Nährstoffe nur in einer unregelmäßigen Dosierung zuteil. Dabei wird maßgeblich zu den Mahlzeiten Energie zugeführt. Es gilt also, die stoßweise zugeführte Energie entsprechend so zu nutzen, dass diese möglichst langfristig verwendet werden kann. Um also die zugeführte Energie über einen möglichst langen Zeitraum möglichst gleichmäßig zu verwenden, gibt es ein etwa Akku-ähnliches Prinzip im Körper. Energie fließt nicht nur durch diesen hindurch, sondern kann ebenso im Körper zwischengespeichert und später genutzt werden. Dieses Akku-System ist allgemein als der Fettkreislauf bekannt. Energie, welche zu einem bestimmten Zeitpunkt nicht genutzt wird, wird in den Fettreserven eingespeichert, um zu einem späteren Zeitpunkt angefordert werden zu können. Im Gegensatz dazu bezieht der Körper seine Energie aus eben diesen Reserven, wenn eine größere Anstrengung bedient werden muss und gerade keine Nährstoffe aus externen Quellen zugeführt werden. Vor allem für das Abnehmen ist dieses Arbeitsprinzip bedeutend. Wird zu viel Energie zugeführt, so wird diese Energie in Form von Fettstrukturen eingelagert und erhöhen den Körperfettanteil und damit das Gewicht. Der Grundsatz des Kaloriendefizits zeichnet sich also deutlich ab. Wird mehr Energie zugeführt als verbraucht, so wird die überschüssige Energie eingespeichert und im Fettgewebe angereichert. Je nachdem wie groß dieser Energieüberschuss ist und wie kurzweilig das Fett im Speicher verharrt, ist die Schwierigkeit dieses Fett wieder loszuwerden. Die bekannten Problemzonen sind nicht nur auf genetische Ursachen zurückzuführen. Ebenso hängt das damit zusammen, dass diese Problemzonen als Letztes reduziert werden. Das Fett sitzt dort also bereits die längste Zeit und ist dementsprechend schwieriger zu reduzieren. Am gewinnbringendsten ist es also, wenn das Fett, welches angereichert wird, innerhalb möglichst kurzer Zeit wieder angefordert wird, um den aktuellen Energiebedarf zu decken. Dabei ist zu beachten, dass Kalorien nicht gleich Kalorien sind. Zwar ist dieser Wert maßgeblich für das Energiegleichgewicht, jedoch können sich Kalorien unterschiedlich von ihrer Zusammensetzung auf den Stoffwechsel und die Energiewertigkeit auswirken. Was jedoch mit Sicherheit gesagt werden kann, ist dass vor allem Fette, welche zu größten Teilen aus gesättigten Fettsäuren bestehen, schneller und unkomplizierter aufgebrochen werden können, als andere Strukturen. Damit ist der Weg in die körpereigenen Energiereserven sehr viel kürzer und diese Stoffe werden vermehrt eingespeichert. **Beim Abnehmen gilt es also, so auf die Ernährung zu achten**, dass dieses Prinzip der Energiegewinnung, -speicherung und –auslösung optimal genutzt wird.

Energieungleichgewicht und Vorzüge für den Gewichtsverlust

Das Energiegleichgewicht über den Tag verteilt ist also ein immens großer und vor allem wichtiger Faktor, wenn es darum geht, eine Gewichtsreduktion zu erlangen. Der Überschuss bzw. das Defizit von täglich zugeführter Energie in Form von Nährstoffen erwirkt ein Ungleichgewicht an Energie, welches vom Körper durch bestimmte Funktionen und Prozesse ausgeglichen werden muss. Bei einem Überschuss wird die Energie in den Fettreserven gespeichert und erwirkt damit eine für das Überleben positive Zweifachwirkung. In erster Linie wird keine Nährstoffenergie verschwendet, während eben diese in zweiter Linie als Energiequelle zu späteren Zeitpunkten dienen kann. Doch wie verhält es sich mit einem Defizit. Das **Energiedefizit**, oder im Diät-Jargon als **Kaloriendefizit** bezeichnet, sorgt vor allem dafür, dass die Energie aus alternativen Quellen bezogen werden muss. Der Energieverbrauch lässt sich nur bedingt regulieren, daher grenzt der Körper vor allem unwichtige Energieverbraucher wie beispielsweise die Muskelkraft ein, um dem

Ungleichgewicht entgegenzuwirken. Auch ist in solchen Phasen eine gewisse Müdigkeit zu verspüren. Das ist vor allem darauf zurückzuführen, dass der Körper die Aktivität des Stoffwechsels reguliert, um ebenfalls dem Defizit zu entgegnen. Die wichtigste und vor allem für das Abnehmen bedeutendste Gegenmaßnahme ist jedoch das Zurückgreifen auf alternative Energiequellen. Da der Energiebedarf dennoch gedeckt werden muss, greift der Körper dafür auf interne Reserven zurück. Diese internen Reserven wurden zuvor durch einen Energieüberschuss angelagert. Der Körper zehrt also von den Fettanreicherungen, welche durch einen vorherigen Überschuss an Energie angespart wurden. In erster Linie jedoch zieht der Körper als Energiequelle nicht etwa die Fettdepots heran, sondern die Muskeln. Das liegt vor allem daran, dass eine Muskelmasse proportional zu deren Volumen als Belastung angesehen wird. Muskeln benötigen bei jeder Bewegung zusätzliche Energie. Dieser Wert erhöht sich entsprechend der Muskelmasse. Daher wird die Muskelmasse zersetzt und in Energieträger umgewandelt. So wird nicht nur der Wert an benötigter Energie gedrosselt, sondern zusätzlich der Energiebedarf gedeckt. Da Muskeln jedoch sehr viel umständlicher zu zersetzen sind als Fett, werden die Fettreserven gleichzeitig zu einem gewissen Teil ebenfalls bezogen. Diese Reduktion der energietragenden Masse des Körpers erwirkt in erster Linie eine Gewichtsreduktion und in zweiter Linie eine Körperfett- und Muskelreduktion. Im optimalen Fall wird bei einem solchen Abnehmvorgang jedoch ausschließlich der Körperfettanteil reduziert. Die Reduktion der Muskelmasse jedoch kann nicht verhindert werden. Es kann dabei lediglich versucht werden Muskeln in einem gleichen oder stärkeren Maß aufzubauen, als dass sie wieder zersetzt werden. Zwar hat dies eine zahlenmäßig geringere Gewichtsreduktion zur Folge, jedoch profitiert das ästhetische körperliche Gesamtbild davon. Eben mit einem solchen Energieungleichgewicht, welches sich im Defizit befindet, kann also effektiv Gewicht verloren werden. Eine ausschließliche **Körperfettreduktion** jedoch kann nur mit einer muskelaufbauenden Ernährung erreicht werden.

Wichtige Nährstoffe und Makros

Das Wichtigste an der Ernährung ist die Zusammensetzung. Nicht selten fällt in diesem Zusammenhang der Begriff **Makronährstoffe**. Per Definition sind damit die Nährstoffe gemeint, aus welchen das Lebensmittel speziell besteht. Diese Nährstoffe können in den bestimmten Mengenverhältnissen meist auf der Rückseite des gekauften Produktes ausgelesen werden. Dort befindet sich die Nährstofftabelle, welche die Mengenangaben auf 100 g des Produktes angeben. Unter anderem befinden sich beispielsweise Zucker, Vitamine und Mineralien in dieser Tabelle. Die wichtigsten Angaben jedoch sind in jedem Fall in der Tabelle vertreten. Die Nährstoffe eines Lebensmittels bestimmen dessen Eigenschaften und Konsistenz maßgeblich. Nicht nur auf molekularer Ebene, sondern vor allem auf gesundheitlicher und biologischer Ebene ist die Zusammensetzung von verschiedenen Lebensmitteln und deren Wirkung so wichtig. Der Körper nutzt die Nährstoffe nicht direkt, sondern muss diese zunächst umwandeln. Da diese Umwandlung, je nach Nährstoff verschiedenen Arbeitsaufwand erfordert, gibt es daher gewisse Lebensmittel, welche die Verdauung und damit den Stoffwechsel mehr oder weniger gut beanspruchen. Die Rede ist dann von Lebensmitteln, die „schwer“ oder „leicht“ im Magen liegen. Um jedoch dem Körper alle nötigen Nährstoffe zuteil werden zu lassen, ist es nötig, die Ernährung ausgewogen und bunt zu gestalten.

Nährstoffe allgemein

Nährstoffe werden also dafür verwendet, um dem Körper die nötigen Bausteine für gewisse Prozesse und Vorgänge zu geben. Vor allem sind die Nährstoffe wichtig, um den Organismus des Körpers am Leben zu erhalten. Die Nährstoffe werden primär über die normalen Wege zugeführt. Das heißt, in der Regel werden diese durch die geregelte Nahrung aufgenommen. Auch durch Flüssigkeiten werden zusätzlich Nährstoffe aufgenommen. Nur in seltenen Fällen werden dem Körper Nährstoffe durch andere Wege zuteil. Diese Ausnahmen sind vor allem bei einer Ernährung durch eine Infusion oder beispielsweise Diabetiker zutreffend. Durch die Speiseröhre und den Darmtrakt werden dann die Lebensmittel in zerkauter Form in den Magen transportiert. Bis zu diesem Punkt sind die darin enthaltenen Nährstoffe noch relativ unbedeutend. Im Zuge der Verdauung jedoch wird die

Nahrung durch die im Magen befindliche Magensäure aufgelöst und in eine flüssige Form gebracht. In dieser flüssigen Form können die einzelnen Bestandteile der Lebensmittel, also die Nährstoffe sehr viel besser und effektiver umgewandelt werden. Die verschiedenen Strukturen werden dann so aufgeteilt und aufgesplittet, dass der Körper diese über die üblichen Wege transportieren kann. Dabei werden die verschiedenen Moleküle zu einfachen Zuckern aufgeteilt und in das Blut transportiert. Aminosäuren werden gebildet und ebenfalls über das Blut zu den Muskeln und Muskelzellen befördert. Auf diesem Wege wird die ursprüngliche Nahrung zerlegt und in die diversen Ecken des Körpers befördert. Dort können diese Stoffe nach aller Effektivität genutzt werden und entsprechend wirken. Wichtig ist es dabei zu wissen, dass die verschiedenen Wirkungen der Stoffe bestimmte Mengen voraussetzen und unter Umständen auch eine gewisse Obergrenze festlegen. So ist es beispielsweise kein Problem, eine große Menge Eiweiß zu konsumieren, jedoch zieht eine erhöhte Kohlenhydrataufnahme über einen längeren Zeitraum eine Gewichtserhöhung nach sich. Daher sollte bei einer genauen Planung der Ernährung unbedingt die Planung der Nährstoffmengen eine große Rolle spielen. Insbesondere, wenn angestrebt wird, dass Gewicht verloren, oder gar Muskeln aufgebaut werden, ist es wichtig, eine gewisse Ernährung zu halten, damit maximale Ergebnisse vorgebracht werden können. Oft stellt das den Normalverbraucher vor eine große

Herausforderung. Die entsprechenden Mengen von vor allem Eiweiß und Kohlenhydraten sind nur schwer zu vereinen und erfordern Einiges an Planung im persönlichen Alltag. Aus diesem Grund werden **Nahrungsergänzungsmittel** immer beliebter. Die Möglichkeit, Nährstoffmengen gerecht zu werden, ohne dabei ungewollt weitere Nährstoffe zu sich zu nehmen, ist eine Innovation, welche sich erst mit den letzten Jahren etablieren konnte. Daher ist es durchaus ratsam, die geregelte Ernährung mit diesen Supplements zu ergänzen und die unterschiedlichen Nährstoffmengen damit zu erreichen.

Protein

Die Eiweiße sind ein besonders wichtiger Bestandteil der Ernährung. Durch das Eiweiß werden dem Körper nicht nur wichtige Grundbaustoffe zuteil, auch wird Energie von den Proteinstrukturen bezogen. Wie der Name bereits sagt ist das Eiweiß vor allem in dem bekannten Eiklar zu finden. Jedoch sind vor allem Fleisch und Fisch die ergiebigsten Proteinquellen. Die Wahl einer fettarmen Fleisch- oder Fischsorte versorgt den Körper mit einer verhältnismäßig hohen Menge an Proteinen. Das Protein wird zunächst vom Körper aufgenommen und mit allen anderen Nährstoffen in fester Form in den Magen transportiert. Dort werden die Strukturen aufgebrochen und in die einzelnen Bestandteile zerlegt. Die Eiweißstrukturen werden so zerlegt, dass bestimmte Aminosäuren freigelegt werden, die in das Blut befördert werden. Zu einem anderen Teil werden die Eiweißmoleküle in einfache Zucker-Strukturen zerlegt, um daraus für den Körper nutzbare Energie beziehen zu können. Die Aminosäuren, welche sich im Blut befinden regen vor allem den Aufbau von körpereigenen Proteinstrukturen an. So erklärt sich die Wirksamkeit von Proteinen für den Muskelaufbau. Die Aminosäuren werden über das Blut in die verschiedenen Muskelbereiche transportiert, wo sich diese ablagern. Dabei fördern sie den Aufbau von internen Eiweißstrukturen, welche später als Muskelfasern in Erscheinung treten. Die Muskelfasern, welche im Laufe des Regenerationsprozesses nach einem Training vergrößert werden, benötigen eine strukturelle und materielle Grundlage für den Aufbau. Diese Grundlage kann prinzipiell als die eigens vom Körper synthetisierten Eiweißstrukturen angesehen werden. Viel wichtiger als die Tatsache der Wirksamkeit von Eiweiß für den Muskelaufbau ist jedoch die gleichzeitige Wirkung für den Stoffwechsel. Im Zuge des Aufbaus und der Synthese von körpereigenen Proteinstrukturen wird Energie benötigt. Dieser Vorgang, als sogenannte Protein-Bio-Synthese bezeichnet, benötigt ein gewisses Maß an Energie, welches über den Stoffwechsel bereitgestellt wird. Je aktiver also die Proteinsynthese, desto aktiver ist der

Stoffwechsel und damit zusammenhängend die Fettverbrennung. Über die geregelte Ernährung wirklich ausreichend Protein zu sich zu nehmen, um einen effektiven Einfluss auf die Fettverbrennung und einen ähnlich positiven Effekt auf die Muskelregeneration zu nehmen, ist jedoch nur schwer möglich. Viele gute Eiweißquellen der normalen Ernährung führen eine große Menge an ungewollten Nährstoffen mit sich. So werden beispielsweise über die Klassiker Fleisch, Fisch, Milchprodukte und Eier verhältnismäßig viele Fette parallel aufgenommen, als dass der Körper diese verwerten könnte. Bei einem Überschuss werden dann die Nährstoffe hauptsächlich als Energielieferanten angesehen und größtenteils in den eigenen Fettreserven gespeichert. Ein **Proteinshake** zur Nahrungergänzung ist daher eine passende Alternative, um möglichst viel Protein zu sich zu nehmen, ohne dabei zu viele Kalorien in Form von sonstigen Nährstoffen aufzunehmen.

Empfehlung:

Proteinpulver: Die Kreation Gold Standard Whey aus dem Hause Optimum Nutrition macht ihrem Namen alle Ehre. Preislich zählt es zu der Mittelklasse der angebotenen Sorten. Die Nährstoffmengen jedoch sind optimal sowohl für Fettverbrennung als auch für den Muskelaufbau. In fast allen gängigen Größen und unzähligen Geschmacksvariationen bietet das Produkt genügend Auswahl, um Einsteiger und Fortgeschrittene beim Training und der Ernährung zu unterstützen.

Fette

Hinsichtlich der Fette der aufgenommenen Nährstoffe ist zu beachten, dass es sich in den meisten Fällen um ein Fehlverständnis handelt, wenn von Fetten in der Ernährung gesprochen wird. Der weit verbreitete Irrglaube, Fette seien schädlich, ungesund und schlecht für die Figur ist nur teilweise zutreffend. Zunächst sollte dabei zwischen verschiedenen Arten von Fetten unterschieden werden. Auf der einen Seite stehen die **gesättigten** und auf der anderen Seite die **ungesättigten Fettsäuren**. Das Maß, die Menge und das Verhältnis der beiden Säuren kann auf der Rückseite der gekauften Lebensmittel abgelesen werden. In den meisten Fällen wird sich ein Verhältnis herausstellen, was den Anteil der gesättigten Fettsäuren begünstigt. Die gesättigten Fettsäuren sind jedoch gerade die schlechten Fettsäuren. Diese Art von Fett ist maßgeblich ein Energieträger und nur nachteilhaft für den menschlichen Körper. Das Fett muss vom Körper übertragen werden, um in den eigenen Reserven genutzt werden zu können. Dabei muss das Fett von der Leber bearbeitet werden, da dabei Giftstoffe anfallen. Die ungesättigten Fettsäuren hingegen begünstigen die Leberaktivität und fördern die Hormonproduktion. Dabei wird nicht nur der Körper mit ausreichend Rohstoffen versorgt, sondern vor allem der Stoffwechsel angeregt. Der Konsum von Fett kann also dabei helfen, Fett zu verbrennen und abzunehmen. Jedoch sollte dabei auf jeden Fall darauf geachtet werden, welche Art von Fett konsumiert wird. Da es besonders schwierig bis unmöglich ist, ausschließlich ungesättigte Fettsäuren zu konsumieren, sind bereits entsprechende Nahrungsergänzungs-Präparate auf dem Markt erhältlich. Deren Kauf und Konsum ist jedoch nicht unbedingt zwingend nötig, wenn stattdessen auf eine ausgewogene und gesunde Ernährung geachtet wird. **Fisch** sollte dabei regelmäßig auf dem Essensplan stehen. Fisch ist reich an Protein und ebenso an den bekannten **Omega-3-Fettsäuren**. Diese Fette gehören zu den ungesättigten Fettsäuren und haben dabei ausschließlich positiven Einfluss auf den Körper. Etwa **1 bis 2 Mal** sollte Fisch **pro Woche** daher serviert werden, um den Bedarf zu decken. Als Alternative ist die beliebte **Avocado**-Frucht sehr empfehlenswert. Diese ist ebenso besonders reich an ungesättigten Fettsäuren und daher sehr gesund. Ob als Dip oder in Stückchen geschnitten serviert, die exotische Frucht ist zu jeder Gelegenheit ein Hingucker. Dabei sollte nur darauf geachtet werden, dass die Avocado nach der Zubereitung schnell gegessen wird.

Das Fleisch der Frucht ist besonders anfällig für Oxidationsprozesse und wird daher binnen einer halben Stunde bräunlich. Unter der starken Oxidation leidet allerdings lediglich die Optik. An wichtigen Nährstoffen oder Inhalten geht dabei nichts verloren und die Frucht kann bedenkenlos gegessen werden.

Kohlenhydrate

Kohlenhydrate sind einer der elementarsten Bestandteile einer gesunden und ausgewogenen Ernährung. Jedoch sind dabei vor allem die Menge und das Timing entscheidend. Anders als bei den Proteinen ist es nicht empfehlenswert, besonders viel zu konsumieren. Für eine deutliche Gewichtsreduktion bzw. eine Körperfettreduktion sollte nur eine gemäßigte Menge an Kohlenhydraten aufgenommen werden. Viel entscheidender ist jedoch das gewisse **Timing**. Eine zu große Aufnahme von Kohlenhydraten führt zu einem Energieungleichgewicht, welches vom Körper ausgeglichen wird, indem die überschüssige Energie in den körpereigenen Reserven eingespeichert wird. Kohlenhydrate sind im Groben gesehen Zuckermoleküle. Diese Zuckermoleküle werden im Zuge der Verdauung aufgespalten und in kleinere, einfachere Zuckermoleküle zerlegt. Diese

Zuckermoleküle werden in das Blut übertragen und dienen dort als Energiequelle. Wird diese Energie nicht genutzt, kursiert der Zucker im Blut und lagert sich schlussendlich in den Fettreserven ab. Um das zu verhindern, ist es nötig, das Energiegleichgewicht wieder in der Waage zu halten. Zum einen ist das möglich, indem mehr Energie verbraucht wird, oder weniger Energie zugeführt wird. Der Energieverbrauch kann mit einer gesteuerten Kohlenhydrataufnahme nur schwer gesteuert werden. Die Aufnahme von weniger Energie ist daher der entscheidende Punkt, an welchem variiert werden kann. Werden weniger Kohlenhydrate aufgenommen, wird dem Körper weniger Energie zugeführt, die eingespeichert werden kann. Dabei jedoch sollte vor allem das richtige Timing beachtet werden. Werden dem Körper beispielsweise nur abends Kohlenhydrate zugeführt, so wird die Energie dennoch eingespeichert, da die Zucker aus den Kohlenhydraten über Nacht nicht verbrannt werden können. Es ist also ratsam, die erhöhte Zufuhr an kohlenhydratreicher Kost auf die morgendliche Zeit zu legen. Der Körper nimmt die Energie der Carbs auf und kann sie in den nachfolgenden Belastungen über den kompletten folgenden Tag verbrauchen. Für wirklich maximale Ergebnisse empfiehlt sich jedoch eine Umstellung der Ernährungsgewohnheiten auf eine **Low Carb Ernährung**. Das schließt vor allem Lebensmittel ein, welche besonders arm an Kohlenhydraten, aber reich an sonstigen Nährstoffen sind. Durch die verringerte Zufuhr an Kohlenhydraten wird dem Körper die Grundlage für den Energiebezug entzogen und dieser wird damit gezwungen, auf die körperinternen Alternativen zurückzugreifen. Falls in diesem Ernährungsplan dennoch Kohlenhydrate vorgesehen sind, ist es ratsam, deren Konsum unmittelbar vor die Zeit einer körperlichen Belastung zu legen. Damit hat der Körper Zeit, die Kohlenhydrate zu verarbeiten und im Zuge der anstehenden Belastung zu verbrennen. Es wird dadurch keine überschüssige Energie in den eigenen Fettzellen eingespeichert.

Umsetzung

Die Umsetzung einer wirklich ausgewogenen und gesunden Diät und dabei gleichzeitig auf die penible Einhaltung der verschiedenen Nährstoffmengen zu achten, ist eine wahre Herkulesaufgabe. Ohne die entsprechende Vorbereitung, Planung und Disziplin ist es praktisch unmöglich, all diese Punkte zu verbinden. Insbesondere, wenn es darum geht, möglichst viel Eiweiß, möglichst wenig Kohlenhydrate und möglichst große Anteile ungesättigter Fettsäuren zu konsumieren, bleiben nach all diesen Auswahlkriterien nur eine Handvoll Lebensmittel zur Auswahl übrig. Da diese Lebensmittel über Wochen hinweg gegessen werden müssten, kann das schnell in eine Eintönigkeit der Diät umschlagen. Hierbei sei gesagt, dass nicht zwingend alle Nährstoffmengen in der Art und dem Volumen konsumiert werden müssen, wie es der optimale Fall darstellt. Meist reicht es schon aus, ein gewisses Grundbewusstsein für mehr und weniger gesunde Lebensmittel zu haben. So ist in der Praxis vor allem wichtig, den Tag richtig einzuteilen und die Ernährung auf das Privatleben auszurichten. Viele Diäten schreiben einen strikten Plan mit festgeschriebenen Lebensmitteln und Zeiten vor. Diese Diäten berücksichtigen jedoch nicht das persönliche Umfeld und die individuellen Gegebenheiten. Vor allem die Anstrengungen des Tages und damit die umgesetzten Kalorien variieren je nach Job, Hobbys, Arbeitsweg, Pausen und eigenen Gewohnheiten stark. Daher ist nur schwer, eine universelle Aussage zu treffen, wie viele Kalorien täglich zu sich genommen werden sollten. Tatsächlich aussagen lässt sich jedoch, dass der Großteil der aufgenommenen Kalorien aus guten Nährstoffquellen wie wichtigen Eiweiß-Lieferanten oder guten Fettquellen bestehen sollten. Kohlenhydrate sollten zur Ernährung nur in einem Rahmen ergänzt werden, in welchem die Energie aus den Kohlenhydraten möglichst restlos verbraucht werden kann. In der Umsetzung heißt das möglichst hochqualitative Lebensmittel zu sich zu nehmen, ohne dabei die Mengen aus dem Blickfeld zu verlieren. Zwar ist es vor allem für Einsteiger nicht nötig, jede aufgenommene Kalorie zu zählen, dennoch ist es durchaus gewinnbringend, die Mengen, Kalorien und Nährstoffe volumenmäßig einschätzen zu können. Für die Aufnahme von Eiweiß empfiehlt es sich daher vor allem reine Eiweißquellen zu konsumieren. Das heißt, vor allem Lebensmittel einzukaufen und zu verwerten, die ein vergleichsweise hohes Maß an Eiweiß und geringes Maß an sonstigen Nährstoffen aufweisen. An oberster Stelle steht dabei das **Eiklar** aus den handelsüblichen Eiern. Dieses enthält praktisch ausschließlich Eiweiß und gleicht hinsichtlich der Inhaltsstoffe den Nahrungsergänzungsmitteln. Bei

Gelegenheit sollte das Eigelb der Eier außen vor gelassen werden, da dieses nur einen verhältnismäßig geringen Anteil an Eiweiß enthält, dafür aber einen relativ hohen Fettgehalt. **Fleisch** und **Fisch** gelten ebenso als besonders gute Eiweißlieferanten. Dabei sollte darauf geachtet werden, dass besonders beim Fleisch zu möglichst magerem Fleisch gegriffen wird. Der hohe Fettgehalt von beispielsweise Schweinefleisch würde sich bei längerfristigem Konsum bemerkbar machen. Fisch hingegen ist vor allem reich an ungesättigten und damit gesunden Fettsäuren. Diesbezüglich muss daher nicht auf einen bestimmten Fettgehalt geachtet werden. Aber auch einige Gemüsesorten sind prädestiniert für eine gesunde Ernährung. So sind beispielsweise **Brokkoli** und **Blumenkohl** verhältnismäßig reich an Eiweiß, liefern aber im Gegenzug dafür nur ein geringes Maß an Kohlenhydraten und Fetten. Zusätzlich kann der Körper die dadurch mitgegebenen Ballaststoffe und Vitamine gut gebrauchen. Bezüglich der Kohlenhydrate sollte darauf geachtet werden, dass vor allem sättigende und langfristig nutzbare Kohlenhydrate aufgenommen werden. Bei dieser Art der Kohlenhydrate handelt es sich maßgeblich um die sogenannten **langkettigen Kohlenhydrate**. Im Gegensatz zu den kurzkettigen Kohlenhydraten haben diese, wie der Name bereits verrät, eine langkettige Molekülstruktur. Im Zuge des Verdauungsprozesses muss diese Struktur aufgebrochen werden, um diese in für den Körper transportable und nutzbare Strukturen umzuwandeln.

Bei den Langkettigen ist dieser Umwandlungsvorgang wesentlich größer, was zum einen den Stoffwechsel stärker beschäftigt und zum anderen die Verdauung vor eine längerdauernde Aufgabe stellt. Die langkettigen Kohlenhydrate sorgen also nicht nur für einen höheren Energieverbrauch, sondern zusätzlich für ein länger anhaltendes Sättigungsgefühl. Zu finden sind diese Kohlenhydrate in vor allem unbehandelten Kraftspendern wie **Vollkornprodukten**, **Wildreis** und diversen **Nussfrüchten**. Statt dem herkömmlichen Reis oder den üblichen Weizennudeln sollte stattdessen lieber auf braunen oder wilden Reis bzw. eine Vollkorn-Pasta zurückgegriffen werden. Bezüglich der Fette ist es vor allem ratsam ungesättigte Fettsäuren zu sich zu nehmen. Diese sind vor allem in dem Trend-Gemüse **Avocado**, **Nüssen** und **Fisch** zu finden. Tatsächlich lässt es sich nicht vermeiden, auch gesättigte Fettsäuren zu sich zu nehmen. Es sollte aber durchaus bereits beim Einkauf darauf geachtet werden, dass das Verhältnis von gesättigten und ungesättigten Fettsäuren stimmig ist.

Nützliche Vitamine

Vitamine sind für viele körperliche Funktionen nützlich. Vor allem der Stoffwechsel profitiert von den kleinen Bestandteilen der Nahrung. Im Zuge des Abnehmens ist es daher wichtig, auf die bestimmten erforderlichen Mengen an Vitaminen zu achten. Wichtig für die körperlichen und stoffwechseltechnischen Vorgänge sind vor allem die **Vitamingruppen A bis E**, sowie **Vitamin H und K**. Bei den Vitaminen kann grundsätzlich zwischen wasserlöslichen und fettlöslichen Vitaminen unterschieden werden. Das heißt die Vitamine werden auf ihrem entsprechenden Weg im Körper transportiert, um an bestimmten Stellen, Zellen und Organen genutzt werden zu können. So werden fettlösliche Vitamine hauptsächlich für Leberaktivitäten und Hormonbildungen in diesem Bereich genutzt, da der Fettstoffwechsel und –transport insbesondere in diesem Bereich am effektivsten ist. Die wasserlöslichen Vitamine werden in den gesamten Körper transportiert, um dort wirken zu können. Dieser Vorgang ist vor allem dadurch möglich, dass das im Wasser gelöste Vitamin durch Zellbewegungen und vor allem den Blutkreislauf transportiert werden kann. Auch ist dadurch gewährleistet, dass im Falle einer zu hohen

Zufuhr der Überschuss des zugeführten Vitamins einfach durch den Urin wieder ausgeschieden werden kann. Die **wasserlöslichen Vitamine** sind Vitamin B, C und H. Das Vitamin B kann in diverse verschiedene Gruppen aufgeteilt werden, was die Menge der wasserlöslichen Vitaminen erheblich erhöht. Die Vitamine A, D, E und K zählen zu der Gruppe der **fettlöslichen Vitamine** und sind daher maßgeblich für Aktivitäten der Leber vorgesehen. Die Leber ist das wichtigste Organ des menschlichen Körpers und benötigt dementsprechend eine gewisse Menge an Nährstoffen, Vitaminen und Mineralien, um effektiv arbeiten zu können und den menschlichen Organismus vor einem Versagen durch toxische Fehlfunktionen zu schützen. Eine genaue Dosierung ist jedoch vor allem als Anfänger nur schwer genau zu bestimmen und noch schwieriger zu verfolgen. Der genaue Vitaminbedarf und wie dieser gedeckt werden kann, ist eine Aufgabe, welcher sich Ernährungsberater und Ärzte widmen sollten. Vor allem in einer Schwangerschaft, Stillzeit oder ähnlichen körperlichen Belastungen sollte eine fachkundige Meinung eingeholt und auch beachtet werden, um eine Über- oder Unterdosierung zu vermeiden. Bei Bedarf sollte dazu der übliche Hausarzt oder eine externe Ernährungsberatung zu Rate gezogen werden.

Vitamine allgemein

Vitamine sind für den Körper unabdingbar. Sie übernehmen einige der wichtigsten Funktionen des Organismus hinsichtlich des Hormongleichgewichts und des Immunsystems. Vor allem sind Vitamine aus dem Grund wichtig, da der Körper diese, nicht etwa wie bestimmte Hormone, selbst bilden kann. Daher müssen sie durch die Nahrung aufgenommen werden. Der Stoffwechsel könnte ohne die Vitaminstrukturen nicht funktionieren und die gesamte Funktionsweise des menschlichen Organismus wäre hinfällig. In der Regel wird durch eine ausgewogene Ernährung eine ausreichende Menge an Vitaminen aufgenommen. Das schließt jedoch vor allem die Grundlebensmittel ein. Diese Grundsätze der Ernährung werden bereits des Öfteren durch Hausärzte und Ernährungsberater geteilt. Die Ernährungspyramide und Sprichwörter wie „an apple a day keeps the doctor away" machen ihren Standpunkt deutlich und brechen die komplexe Wissenschaft hinter Nährstoffen und Vitaminen auf einige wenige Grundlebensmittel herunter. Dazu zählen vor allem **Gemüse, Fleisch, Fisch, Obst, Kohlenhydrate** und in geringen Mengen **Milchprodukte** und Snacks. Personen, welche sich einer körperlichen Belastung oder großen Umstellung bevorstehen sehen, sollten zusätzlich darauf achten, eine ausreichende Menge zu sich zu nehmen. Die

Speicher bestimmter Vitamine müssen aufgefüllt werden, um den Hormonhaushalt und das Immunsystem zu stützen. Körperliche Beanspruchungen und Umstellungen dieser Art sind vor allem medikamentöse Eingriffe, Lebensumstellungen, Schwangerschaften oder ähnliche in den Alltag eingreifende Vorgänge. Eine sogenannte **Mischkost** mit **ungefähr 5 Portionen Obst und Gemüse** sollte dabei den groben Grundbedarf an Vitaminen decken. Diese 5 Portionen sollten am besten über den Tag verteilt in der regulären Ernährung eingebaut werden. Bei Bedarf kann dabei mit Nahrungsergänzungsmitteln nachgeholfen werden. Hierbei sei jedoch Vorsicht mit der Dosierung geboten. Die Schwelle einer Überdosierung ist schnell überschritten. Bestimmte Nahrungsergänzungsmittel mit einem zu hohen Wert an Vitaminen werden daher auch als Medikamente gehandelt und unterliegen dem AmG, dem sogenannten Arzneimittelgesetz, um dieser Überdosierung vorzubeugen. Vor allem ein zu hohes Maß an Vitamin A und D kann schnell gefährlich werden, da es sich dabei um fettlösliche Vitamine handelt. Diese können daher nicht in Wasser gelöst werden. Dementsprechend kann ein eventueller Überschuss nicht einfach über die Schutzfunktion des Urins des Körpers ausgeschieden werden. Die Vitaminpräparate sollten also nicht etwa nahrungsersetzend, sondern vielmehr nahrungsergänzend in der Ernährung verplant werden.

Vitamin A

Vitamin A ist in der Wissenschaft gemeinhin als Retinol bekannt. Verantwortlich ist das Vitamin hauptsächlich für die Bildung und Reifung von roten Blutkörpern sowie die allgemeinen Sinneswahrnehmungen. So werden vor allem das Sehen, das Hören, das Riechen und das Schmecken durch das Vitamin beeinflusst und gesteuert. Ebenso jedoch nimmt es Einfluss auf Vorgänge, die die Fortpflanzung, sowie die Entwicklung und das Wachstum betreffen. Das fettlösliche Vitamin ist in der allgemeinen Ernährung vor allem in Karotten und Leber zu finden. Das fettlösliche Vitamin wird vor allem in der Leber verwertet und verwendet. Nicht nur im menschlichen Körper, sondern vor allem im Tierischen. Das wiederum ist die Erklärung dafür, dass das Vitamin vor allem bei Fleischprodukten in der Leber zu finden ist. Vitamin A wird, durch die geregelte Ernährung aufgenommen, in die Leber transportiert und dort genutzt. Umgewandelt werden dort ca. 50 bis 80 Prozent und in der Leber gespeichert. In Fett gelöst werden diese Speicher gefüllt und können erneut hydrolosiert werden. Bei diesem Vorgang der Hydrolisation spricht man von einer erneuten Herauslösung des Vitamins, um es in alle nötigen Zellen des Körpers transportieren zu können. Maßgeblich jedoch wird das Vitamin für Stoffwechselaktivitäten in der Leber benutzt. Da sich das Vitamin vor allem auf Wachstums- und Entwicklungsvorgänge auswirkt, ist es wichtig, in eben solchen Stadien eine ausreichende Menge des Vitamins zuzuführen. Die Reifung roter Blutkörperchen, die Reifung von Eizellen und Spermien sowie wie die Stärkung und Entwicklung des Knochenmarks ist maßgeblich abhängig von der Vitamin-A-Zufuhr. In Kombination mit bestimmten Proteinen bildet das Vitamin einen für das Sehvermögen unabdingbaren Stoff, das sogenannte Sehpurpur. Dementsprechend ist es wichtig, in bestimmten Wachstumsphasen oder Schwangerschaften ausreichend Vitamin A zu sich zu nehmen, nicht zuletzt, um dem ungeborenen Kind ausreichend Nährstoffe und Wachstumsvitamine zu geben. Im Falle eines akuten Mangels reagiert der Körper zunächst mit körperlichen Erscheinungen. Das Sehvermögen verringert sich, die sogenannte Nachtblindheit setzt ein. Das ist vor allem auf den Mangel des Sehpurpurs zurückzuführen. Mit einem langfristigen Mangel treten zusätzliche Erscheinungen wie eine verminderte Fruchtbarkeit oder Wachstumsstörungen in Erscheinung. Laut DGE liegt der tägliche Bedarf an Vitamin A bei etwa 1 mg für einen durchschnittlichen erwachsenen Menschen. Das herkömmliche Vitamin A wird oft jedoch mit dem sogenannten Beta-Carotin verwechselt. Das jedoch zählt zu den Vitaminoiden, hat aber etwa dieselbe Wirkung. Gleichwertig ist es jedoch nicht. 1 mg Vitamin A, also Retinol entspricht etwa 2 mg Beta-Carotin. Um einen eventuellen Mangel also auszugleichen müsste die doppelte Menge an Beta-Carotin zu sich genommen werden. Das Retinol ist in den üblichen Lebensmitteln vor allem in mäßig bis stark fetthaltigen Lebensmitteln enthalten. Das Vitamin zählt zu den fettlöslichen Vitaminen und ist daher ausschließlich durch fetthaltige Nahrungsmittel aufnehmbar. Vor allem kann man Retinol in Leber, Milchprodukten, Eigelb und Fisch finden. Pflanzliche Lebensmittel sind meist äußerst reich an dem sogenannten Beta-Carotin. Das ist vor allem in unbehandeltem und frischem Gemüse, wie **Karotten, Paprika, Gurken, Brokkoli und Spinat** zu finden. Um also nicht zu viele stark fetthaltige Lebensmittel zu konsumieren, bietet es sich an, stattdessen auf Gemüse- und Obstsorten zurückzugreifen, welche reich an Beta-Carotin sind. Beachtet werden sollte dabei jedoch das Mengenverhältnis. Auch sollte darauf geachtet werden, dass nicht übermäßig viel des Vitamins in seiner reinen Fett-Form konsumiert wird, da ein eventueller Überschuss nicht einfach vom Körper über den Urin abgestoßen werden kann. Das Vitamin müsste stattdessen über den Fettstoffwechsel abgebaut werden.

Vitamin B

Das Vitamin B ist ja im Umgangssprachlichen vielmehr als ein nicht materielles Vitamin angesehen. Gemeint ist damit vor allem ein gewisser Hang zur Vetternwirtschaft und vor allem Beziehungen. Das eigentliche Vitamin B hat jedoch nur sehr wenig mit der eigenen Verwandtschaft oder Bekanntschaften zu tun. Das Vitamin B kann zunächst in viele kleine Gruppen unterteilt werden, welche gewissermaßen eine große Kombi-Wirkung erzielen. Entscheidend ist das B-Vitamin vor allem für Prozesse, welche den Energiestoffwechsel und damit das eigene gesundheitliche Wohlbefinden betreffen. Die B-Vitamine haben zwar einzeln gesehen eigene und unterschiedliche Aufgaben und Wirkungen, greifen jedoch in der Kombi-Wirkung ineinander und stärken damit das Wohlbefinden und vor allem die körperliche und geistige Belastung. Nachweislich haben die Vitamine einen positiven Einfluss auf die nervliche Belastbarkeit und stärken damit zusätzlich die Gesundheit des Körpers. Bei einem akuten Mangel an Vitamin B zeigen sich dementsprechend auch eben diese körperlichen Beschwerden zunächst auf. Zu den Spitzenreitern der Liste mit Symptomen zählen vor allem **Müdigkeit, geringere Stressbelastbarkeit, Lustlosigkeit, Ermüdungserscheinungen** und teilweise eine höhere **Infektanfälligkeit**. Alle Gruppen, bis auf die B-12-Gruppe der B-Vitamine, gehören zu den wasserlöslichen Vitaminen. Das heißt, dass es praktisch unmöglich ist, eine Überdosierung durch übermäßigen Konsum aufzunehmen. Die überschüssige Menge, welche nicht vom Körper verwendet werden kann, wird einfach über den Urin wieder ausgeschieden. Im Grunde genommen sind die B-Vitamine für die Energiegewinnung und den Transport im Körper verantwortlich. Durch dieses Vitamin wird die Umsetzung der durch die Nahrung aufgenommenen Kohlenhydrate in für den Körper nutzbare Energie gesteuert. Um also wirklich abnehmen zu können und die Energie der Nahrung richtig nutzen zu können, ist es nötig, genügend der B-Vitamine zu sich zu nehmen. Mit etwa 3 Mikrogramm ist der tägliche Bedarf an Vitamin B für einen erwachsenen Menschen gedeckt. Da das Vitamin von bestimmten Mikroorganismen produziert wird, ist es fast ausschließlich in **Fleisch** und **Fisch** enthalten. Pro 100 Gramm Fisch oder Fleisch kann ein Vitamin B-Gehalt von bis zu 60 Nanogramm erreicht werden. Bei Milchprodukten sind es nur 10, bei Pflanzen ist der Wert so niedrig, dass es keine bestätigten Zahlen dazu gibt. Wer also seinen Vitamin B-Level hoch halten will, sollte öfter zu Fleisch und Fisch greifen.

Wer wenig Fleisch und Fisch isst, oder vegetarisch/vegan lebt, für den macht eine Nahrungsergänzung durchaus Sinn.

Empfehlung:

Vitamin B Komplex: Die Kapseln von GET IN SHAPE bieten nicht zuletzt aufgrund des hohen Wirkstoffgehaltes einen ungemein großen Vorteil gegenüber anderen

Nahrungsergänzungsmitteln. Der Name Komplex im Produktnamen ist dabei Programm und macht es sich zur Aufgabe, alle wichtigen Gruppen des **B-Vitamins** in einer handlichen Menge zu verbinden. Zusätzlich sind Biotin und Folsäure enthalten, was den Stoffwechsel zunehmend begünstigt. Bestens geeignet sind die Kapseln übrigens ebenfalls für Allergiker und Veganer. Das Biotin und die Folsäure beschleunigen zusätzlich den Stoffwechsel und beugen damit Müdigkeit und Ermattungserscheinungen vor. Das Biotin, oder auch **Vitamin H** genannt, unterstützt nicht nur den Stoffwechsel, sondern ist zusätzlich maßgeblich am Abbau von Energie und Fett beteiligt. Lediglich eine Kapsel täglich reicht bereits aus, um den täglichen Bedarf an Vitamin B, H und M zu decken und trägt damit positiv zu der körperlichen Entwicklung bei, indem die Blutbildung, der Stoffwechsel, der Fettabbau und das Immunsystem angeregt wird.

Vitamin C

Vitamin C ist das für den Stoffwechsel wohl wichtigste Vitamin. Doch nicht nur allein durch die Beschleunigung des Stoffwechsels hilft der Stoff beim Abnehmen. Vor allem wirkt das Vitamin auf Bindegewebe, Zahnfleisch und beugt durch den Schutz vor freien Radikalen Krebserkrankungen vor. Vitamin C, oder auch Ascorbinsäure genannt, hat im Körper eine vielfache

Wirkung. Zum einen wird das **Bindegewebe** durch die Molekülstruktur **gestrafft** und aufgefüllt. Die freien Radikale werden abgeblockt, woraus sich ein positiver Effekt auf das **Immunsystem** ergibt. Hauptsächlich für einen Erfolg in körperlicher Hinsicht ist jedoch die durch die Ascorbinsäure geförderte **Synthese von Carnitin**. Das Carnitin ist ein maßgeblicher Hauptbestandteil der Energieumwandlung im Körper. Ohne diesen Stoff wäre es nicht möglich, aus körperlichen Reserven wie Fetten Energie zu beziehen, welche der Körper nutzen kann. Je mehr von diesem Stoff vorhanden ist, desto mehr Energie kann umgewandelt werden. Nicht zuletzt aus diesem Grund enthalten viele Nahrungsergänzungsmittel Carnitin. Die erhöhte Energieumsetzung hat einen erhöhten Fettverlust zur Folge, welcher sich auf das körperliche Gesamtbild auswirkt. Ein gesunder erwachsener Mensch sollte täglich etwa 100 Milligramm des Vitamins zu sich nehmen. Zu finden ist das Vitamin C vor allem in **säurehaltigen Früchten**. **Zitronen, Limetten, Grapefruits und Orangen** sind dabei besonders reich an Vitamin C. 100 Gramm Zitronen enthalten etwa 53 Milligramm Vitamin C. Schon 200 Gramm Zitronen können also reichen, um den täglichen Bedarf an Ascorbinsäure zu decken.

Vitamin D

Vitamin D wird in der Wissenschaft auch Vitamin D_3 genannt. Umgangssprachlich werden es viele wohl eher unter dem Namen **Sonnenvitamin** kennen. Die Namensgebung hängt vor allem mit den Jahreszeiten und den unterschiedlichen Verhaltensweisen von Mensch und Tier während der Jahreszeiten zusammen. Während des Winters sinkt beispielsweise der Vitamin-D-Spiegel, was eine Auswirkung auf den Körper hat, die so einiges erklärt. Zunächst wird mehr Hunger verspürt und der Körper verlangt auf seine eigene Art und Weise nach einer kohlenhydratreicheren Kost. Dadurch können Energiereserven angelegt werden, von welchen über die Zeit des Winters gezehrt werden kann. Im Sommer steigt der Spiegel dann wieder mit der ebenfalls steigenden Intensität der Sonneneinstrahlung und die Lust nach kohlenhydratreicher Nahrung relativiert sich wieder. Das D_3 hat also direkten Einfluss auf das Essverhalten und die Nährstoffverwertung. Doch um einen hohen D_3 Spiegel auch nutzen zu können, müssen dazu bestimmte Transportenzyme vorhanden sein, welche die Wirksamkeit des Vitamins unterstützen. Empfohlen sind täglich 12,5 Mikrogramm des Vitamins, um die typischen Winterschlafbeschwerden zu unterbinden. Zu finden ist das D_3 vor allem in **Pilzen, Avocados, Eiern**

und Fisch. Auch während des Winters sollte also auf eine fisch- und gemüselastige Ernährung geachtet werden.

Vitamin E

Das Vitamin E ist ein weitaus unterschätztes Vitamin. Besonders macht es seine Eigenschaften und die Herkunft. Da Vitamin E nicht in einem Organismus synthetisiert werden kann, wird es ausschließlich von Pflanzen produziert und gelangt dann über deren Aufnahme in die Nahrungskette der Organismen. Der Fettstoffwechsel hängt eng mit dem Vitamin E zusammen. So ist beispielsweise die Aufnahme von Vitamin E bei einem zu hohen Konsum von mehrfach ungesättigten Fettsäuren gehemmt. Das hat nicht zuletzt eine große Einwirkung auf die körperliche Erscheinung. Vitamin E ist in seiner Beschaffenheit in erster Linie dafür zuständig, die Antioxidantien vor den Oxidantien zu schützen. Ebenso hängt dieser Vorgang wiederum mit dem sogenannten freien Radikalen zusammen. Diese werden durch reguläre und nicht-abschaltbare Vorgänge im Körper freigesetzt und können bei einer zu hohen Konzentration zu einer negativen Veränderung der körperlichen Erscheinung führen. Die Oxidantien wirken in etwa wie die Oxidation bei einem lagernden Obst. Besonders bei Bananen oder Avocados lässt sich dieser Vorgang gut und vor allem schnell beobachten. Die Außenschale oder in diesem Fall –haut wird durch Oxidationsprozesse zersetzt. Der Alterungsprozess beschleunigt sich und die Zellen zerfallen. Ein ähnlicher Effekt kann beim menschlichen Körper beobachtet werden. Auf lange Zeit beschleunigt sich der Alterungsprozess und die Zellen verändern ihre Struktur. Die Folge sind vor allem **Bindegewebsschwächen**, **Falten** und eine **schlechtere Durchblutung**. Empfohlen ist eine Aufnahme von 6 bis 8 Milligramm Vitamin E´s täglich. Die wichtigsten und größten Lieferanten des Vitamins sind vor allem **pflanzliche Öle und Fette**. 50 ml Olivenöl enthalten bereits 12 Milligramm Vitamin E und damit ausreichend Vitamine, um den Tagesbedarf eines erwachsenen Menschen zu decken.

Vitamin K

Vitamin K ist im Körper hauptsächlich für die Vorgänge der Blutgerinnung verantwortlich. Das ist zwar für den reinen Prozess des Abnehmens nur nebensächlich, dennoch ist ein gesundes Blut für einen gesunden Körper besonders von Vorteil. Besonders für die allgemeine körperliche Regeneration jedoch ist dieser

Vorgang besonders wichtig. Im Zuge der Regeneration verletzten Gewebes, wie beispielsweise Muskelstrukturen, wird Blut durch den Gerinnungsprozess zu einer Art Heilpflaster, was die Wunde „von außen“ mit Nährstoffen versorgt. Dadurch kann die Verletzung geschlossen und das Gewebe verstärkt werden. Im Falle eines Mangels an Vitamin K wird der Gerinnungs- und damit auch der Heilungsprozess gehemmt. Vor allem für die Regeneration von Muskelstrukturen nach einem Training ist das Vitamin K also besonders wichtig. Dadurch können die Muskeln geheilt und deren Belastbarkeit erhöht werden. Daraus wiederum folgt, dass diese eine größere Menge an Energie verbrauchen können, welche aus dem Fettgewebe bezogen wird. Einen wirklichen Richtwert für die optimale Menge an Vitamin K gibt es dabei nicht. Mit einer gesunden und ausgewogenen Ernährung ist es durchaus gewährleistet, den Körper mit ausreichend Vitamin K zu beliefern. Dabei ist das Vitamin vornehmlich in **Gemüse** zu finden. Sauerkraut beispielsweise erreicht mit etwa 1500 Mikrogramm pro 100 Gramm **Sauerkraut** einen Spitzenwert. Zusätzlich auf Präparate mit Vitamin K zurückzugreifen ist also nicht notwendig.

Vitamin H

Das Vitamin H gilt gemeinhin umgangssprachlich auch als das sogenannte **Schönheitsvitamin**. **Haare, Haut, Nägel** und Knochenstrukturen sollen besonders von dem Vitamin profitieren, heißt es. Zum einen kann das Vitamin selbst synthetisiert werden. Dieser Vorgang spielt sich im Darm ab. Zum anderen hingegen wird es hauptsächlich über die Ernährung und sofern der Bedarf besteht, über Nahrungsergänzungsmittel aufgenommen. Ein eventueller Mangel macht sich vor allem durch schlechte Haut, rissige Nägel, spröde Haare und eine Verschlechterung der Skelettstruktur bemerkbar. Im Körper ist das sogenannte Biotin hauptsächlich für Prozesse der Zellteilung und Strukturen verantwortlich. So werden beispielsweise Aminosäuren durch das Vitamin zu Proteinen umgewandelt und umgekehrt. So kann der Muskelaufbau effektiv vonstattengehen und die Protein-Bio-Synthese effizienter ausgeführt werden. Äußerlich profitieren vor allem Haut, Nägel und Haare davon. Vitamin H wirkt, anders als die üblichen Vitamine und Vitaminoide bereits im Mikrogrammbereich. Enthalten ist das Vitamin vor allem in **stärkehaltigen Lebensmitteln** und **Leber**. **Eigelb, Haferflocken** und **Sojabohnen** sind einige der besten Lieferanten des Schöhnheitsvitamins. Etwa 20 bis 50 Mikrogramm pro 100 Gramm des Lebensmittels sind ein herausragender Schnitt und liefern damit etwa genau die Menge, die ein erwachsener Mensch durchschnittlich täglich zu sich nehmen sollte. Im Falle eines bestimmten Ernährungswegs, wie beispielsweise einer extremen Low-Carb-Ernährung bietet es sich daher an, auf Nahrungsergänzungsmittel zurückzugreifen, welche den natürlichen Biotin-Haushalt stabilisieren. Das Biotin ist mittlerweile in diversen Varianten erhältlich. Selbst als Shampoo kann das Ergänzungsmittel gekauft und entsprechend genutzt werden.

Vitaminoide

Die Vitaminoide unterscheiden sich nicht nur in der Wortendung von den herkömmlichen Vitaminen. Zwar sind die Funktionen relativ ähnlich, trotzdem gibt es einige wichtige Unterschiede, die es bei der Unterscheidung von Vitaminen und Vitaminoiden zu beachten gilt. Zum einen sind Vitaminoide keine Vitamine. Die Substanz ähnelt lediglich der Molekülstruktur eines Vitamins. Zum anderen ist es dem menschlichen Körper möglich Vitaminoidsubstanzen selbst zu synthetisieren. Vitamine hingegen müssen tatsächlich über die Ernährung aufgenommen werden. Aus diesem Grund sind sowohl Vitamin A als auch D eigentlich der Gruppe der Vitaminoide zuzuordnen. Der Körper synthetisiert jedoch nicht in einer Menge, in welcher es beim Abnehmen helfen würde. Der normale Tagesbedarf eines Vitaminoids stellt sich zu einem Teil aus dem Synthetisierten und zum anderen Teil aus dem durch die Ernährung aufgenommenen Stoff zusammen. Die Funktionen hingegen ähneln sich stark. Sowohl Vitamine als auch Vitaminoide sind maßgeblich dafür verantwortlich, sogenannte freie Radikale zu blockieren. Damit wird der allgemeine Alterungsprozess der Zellen verlangsamt und die Zellen gestärkt. Auch für Prozesse des Immunsystems, der körperlichen Gesundheit, der Stabilität der Knochen oder gar für das Sehvermögen sind sowohl Vitamine als auch Vitaminoide unerlässlich. Zu den wichtigsten Vitaminoiden, welche in einen Zusammenhang mit dem Abnehmen und allgemeiner körperlicher Gesundheit und Fitness gebracht werden können zählen vor allem **Carnitin,Ubichinon, Alpha-Liponsäure und Beta-Carotin**. Nachfolgend sind die Wirkungsweisen und wichtigsten Details zu den einzelnen Vitaminoiden aufgezählt.

Carnitin

Das Carnitin, oder auch L-Carnitin genannt, ist eine chemische Verbindung, welche zum einen vom Körper selbst produziert werden kann und zum anderen über die geregelte Nahrung aufgenommen wird. Das Carnitin ist dabei maßgeblich an den Prozessen des Energiestoffwechsels beteiligt. Im Stoffwechsel reagiert das Carnitin mit den körpereigenen Fettsäuren, wobei sogenannte aktivierte Fettsäuren entstehen. Aus den aktivierten Fettsäuren ist es dem Körper nun möglich, Energie zu beziehen und diese für bestimmte Aktivitäten des Energiehaushaltes zu nutzen. So werden beispielsweise Muskeln, Organe und diverse

Zellen mit der Energie versorgt, welche sie benötigen. Das L-Carnitin kann zwar in gewissen Prozessen durch Eigenarbeit vom Körper synthetisiert werden, die Hauptaufnahme jedoch wird über die geregelte Ernährung gesteuert. Hauptsächlich wird das Vitaminoid über **Fleisch** und **Fisch** aufgenommen. Besonders reich an Carnitin ist vor allem fettarmes und rotes Fleisch. **Rind** oder **Geflügel** sind dabei die Listenführer. Auch auf industriellem Wege kann das Carnitin synthetisiert werden. In der Produktion werden dabei die biologischen Prozesse im Körper nachempfunden und das L-Carnitin mithilfe von Fermentierung hergestellt. In Foren und auf diversen Seiten ist Carnitin ein Kassenschlager. In der Fitness- und Sportbranche wird es als bestverkauftes Mittel zum Fettverbrennen gehandelt. In der Diskussion über die Wirksamkeit scheiden sich die Geister der Wissenschaft. Diverse Studien belegen, dass zusätzlich aufgenommenes Carnitin nicht etwa die Zellarbeit und damit umgesetzte Energie beschleunigt, sondern zusätzlich noch die körpereigene Synthese hemmt. Dadurch wäre der Körper auf die zusätzliche Zufuhr von Carnitin angewiesen. Einen rein wissenschaftlichen Zusammenhang zwischen der externen Aufnahme von Carnitin und einer gesteigerten Fettverbrennung gibt es also nicht. Dennoch belegen ausreichend Studien, dass das Carnitin zu Leistungssteigerungen und einer erhöhten Fettverbrennung verholfen haben soll. Das ist vermutlich vor allem auf die Ergänzung der Ernährung mit Energie zurückzuführen. Im Falle der

Nahrungsergänzung mit Carnitin sollte also nicht übermäßig viel konsumiert werden. Dadurch würde die körpereigene Synthese gehemmt und blockiert. Nach Absetzen des Supplements würde sich also eine deutliche Senkung des natürlichen Carnitin-Spiegels einstellen. Stattdessen sollte das Carnitin eher dann konsumiert werden, wenn durch die geregelte Ernährung zu wenig aufgenommen würde. Bei einem Verzicht auf Fleisch und Fisch wäre das zum Beispiel der Fall. Auch kann das Nahrungsergänzungsmittel dann eingenommen werden, wenn generell oder tageweise weniger Nahrung aufgenommen wird oder wurde, um den Haushalt zu stabilisieren. Täglich sollte ein erwachsener Mensch im Schnitt 100 bis 300 Milligramm Carnitin zu sich nehmen. 100 bis 200 Gramm Rindfleisch reichen dafür bereits aus. **Wenn die Ernährung allerdings hauptsächlich vegetarisch oder gar vegan ausfällt, bietet es sich an, auf Nahrungsergänzungsmittel zurückzugreifen**.

Empfehlung:

Premium L-Carnitin Kapseln von Body World Group (BWG) : Carnitin ist im wahrsten Sinne ein Dauerbrenner unter den Supplements. Vor allem für Personen mit einer weniger ausgewogenen Ernährung ist es daher praktisch, den Haushalt des nützlichen Carnitins zu unterstützen und damit die Energiegewinnung aus Fetten positiv zu beeinflussen.

Der Fall ist das vor allem, wenn nicht täglich **Fleisch** oder **Fisch** konsumiert wird.

Ubichinon/Q10

Ubichinon oder auch Q10-Enzym genannt ist eine für die Zellregeneration und –arbeit besonders wichtiges Vitaminoid. Für so ziemlich sämtliche Arbeits-, Überlebens- und Regenerationsvorgänge ist das Enzym die Basis. Hauptsächlich hervorzuheben ist hier jedoch wieder die antioxidative Wirkung durch den Schutz vor freien Radikalen. Die Zellalterung wird damit verlangsamt und es entsteht eine gesamt jünger wirkende Erscheinung. Ähnlich wie die Vitamine A, C, E oder das bekannte Beta-Carotin ist das Q10-Enzym einer der wichtigsten Stoffe für den Schutz vor freien Radikalen. Zusätzlich hat das Ubichinon einen hauptsächlichen Anteil an der Arbeit, welche ein bestimmtes Radikal in Vitamin E zurückwandeln. Grundsätzlich ist das Ubichinon also für die allgemeine **Zellstruktur** und **Zellbeweglichkeit** verantwortlich. Die wirkenden Mengen sind jedoch so gering, dass es sich kaum lohnen würde, bestimmte Nahrungsergänzungsmittel zu sich zu nehmen. Quellen für Q10 sind beispielsweise **Fisch** mit hohem Fettgehalt, **Pflanzenfette, Fleisch, Eier, Nüsse, Spinat, Brokkoli, Kartoffeln** und **Zwiebeln**.

Thioctsäure/Alpha-Liponsäure

Die Thioctsäure ist ebenfalls wie viele andere Vitamine und Vitaminoide ein wichtiges **Antioxidans**. Die Zellalterung wird vor allem durch die Kombination der vielen Stoffe gebremst und wirkt sich somit positiv auf die gesamt körperliche Erscheinung aus. Die Besonderheit der Alpha-Liponsäure jedoch ist, dass diese sowohl wasser- als auch fettlöslich ist. Diese Eigenschaft ist so ziemlich einzigartig. Das wiederum bedeutet, dass die Thioctsäure in nahezu jede Zelle des menschlichen Körpers transportiert werden kann. Dort kann sie dann vor den freien Radikalen schützen und die alterungsbeständige Wirkung entfalten. Anders als das übliche Antioxidans wirkt die Thioctsäure nicht nur an einem bestimmten Ort. Diese besondere Eigenschaft ermöglicht es dem Vitaminoid, ebenfalls die Schwelle zwischen Blut und menschlichem Gehirn zu überbrücken. Anders als die üblichen Stoffe kann die Alpha-Liponsäure auch dort ihre schützende Wirkung verbreiten. Nicht nur profitiert die mentale Leistung davon, auch hilft das nervlichen Erkrankungen wie

Alzheimer vorzubeugen. Die Thioctsäure ist zusätzlich nicht einfach nur ein Stoff, welcher Zellen reaktiviert und schützt. Auch besitzt sie die Möglichkeit, andere Antioxidantien zu reaktivieren und damit das Schutzvermögen noch weiter auszubauen. Durch den erhöhten Schutz und die gesteigerte Aktivität, kann mehr Fett verbrannt und mehr Gewicht verloren werden. Täglich wird es empfohlen, zwischen 100 und 300 Milligramm der Thioctsäure zu sich zu nehmen. Um effektiv Gewicht zu verlieren kann die Dosierung auch auf 600 Milligramm gesteigert werden. Um allerdings nicht überzudosieren, sollte die Verabreichung mit einem entsprechend fachlich bewanderten Hausarzt besprochen werden. Die Alpha-Liponsäure befindet sich hauptsächlich in Fleisch wie beispielsweise **Herz, Nieren** und **Leber.** Sie kommt aber auch in **Brokkoli, Spinat** und **Tomaten** vor.

Empfehlung:

Alpha-Liponsäure von Doctor's Best: Mit etwa 20 Euro für 60 Kapseln ist das ein stattlicher Preis für ein Nahrungsergänzungsmittel. Besonders in Zeiten wie heute ist es schwieriger, sich nicht einfach darauf zu verlassen, dass ein hoher Preis auch eine hohe Qualität mit sich bringt. Der Preis hat seinen Ursprung maßgeblich in der Tatsache, dass die Liponsäure ein besonders spezieller Stoff ist. Die Alpha Liponsäure wirkt als Antioxidans und hemmt damit den Alterungsprozess von Zellen, was den Stoffwechsel begünstigt. Doch nicht nur die Liponsäure wirkt positiv auf den Stoffwechsel. Auch werden andere, „bereits verbrauchte“ Antioxidantien recycelt und können erneut ihren Schutz vor freien Radikalen aufstellen. Der Stoffwechsel profitiert also in doppeltem Maße von der Einnahme der Kapseln.

Beta-Carotin

Das Beta-Carotin ist vor allem in der Pflanzenwelt eine besonders wichtige Grundlage. In der Flora und Fauna hat der Stoff vor allem die Aufgabe das Sonnenlicht an die entsprechenden Zellen so weiterzuleiten, dass möglichst effektiv Photosynthese betrieben werden kann. Für den Menschen hingegen ist das Vitaminoid aus einem ganz anderen Grund wichtig. Das Carotin wird im Körper unter anderem zu dem **Vitamin A** umgewandelt, welches sich zunächst als Bestandteil des Sehpurpurs und damit als Grundlage für das **Sehvermögen** seine Daseinsberechtigung schreibt. Auch im Kampf gegen die bekannten freien Radikale ist das Vitaminoid daher so effektiv. Der

Alterungsprozess der verschiedenen Organe, des Organismus und vor allem der Haut wird **verlangsamt** und unterstützt damit die allgemein jüngere Erscheinung. Auch arbeiten die entsprechenden Zellen ihrem Alter entsprechend aktiver und können damit mehr Energie verbrennen. Im Kampf gegen Krebs und Nikotin-bezogene Schäden war das Beta-Carotin vor allem in der Anfangszeit ein beliebtes Mittel. Mit der Zeit jedoch belegten einige Studien, dass Raucher tatsächlich anfälliger für eine Krebserkrankung waren, als Raucher, die keine entsprechenden Präparate zu sich nahmen. Das ist vor allem darauf zurückzuführen, dass durch den Nikotinkonsum der Beta-Carotin-Spiegel auf natürlichem Wege deutlich gesenkt ist und der Körper mit einem entsprechend extern zugeführten Überschuss nicht umgehen kann. Das jedoch heißt nicht im Umkehrschluss, dass jede Person mit erhöhter Carotin Zufuhr stärker krebsgefährdet ist, sondern vielmehr dass sich dieses Risiko vor allem auf Raucher bezieht. Durch die molekularen Eigenschaften und Wirkungen auf organisches Material äußert sich etwa eine verstärkte Aufnahme von Beta-Carotin durch eine gelblich-bräunliche **Färbung der Haut**. In der Pflanzenwelt hat das Vitaminoid einen ähnlichen Effekt. An Karotten beispielsweise lässt sich diese Wirkung besonders gut beobachten. Als natürliches Bräunungsmittel sind Karotten daher beliebt, da das Beta-Carotin der Haut einen leicht bräunlichen Ton verleiht, welcher durch zusätzliche Sonneneinstrahlung noch hervorgehoben werden kann. Auch diesen Effekt auf die allgemeine körperliche Erscheinung sollte man nicht außer Acht lassen. Durch eine stärkere Bräunung kommen bestimmte Muskelstrukturen und –formen sehr viel besser zur Geltung. Zu finden ist das Carotin vor allem in den **Karotten, Tomaten, Kürbissen, Aprikosen, Süßkartoffeln, Mangos und Papayas**. Die Lagerung hat dabei maßgeblichen Einfluss auf den Carotin-Gehalt. Während dieser bei einer sonnigen und sauerstoffreichen Lagerung kontinuierlich sinkt, bleibt das Carotin bei einer Lagerung im Frost weitestgehend erhalten.

Mineralien zum Abnehmen

Mineralien, Spurenelemente und Mineralstoffe sind ein bei weitem vernachlässigter Faktor besonders im Bezug auf das Abnehmen. Hauptsächlich jedoch werden von den Elementen gesundheitliche Aufgaben übernommen. Knochenstruktur, Haut, Haare, Zellen und Zellwände. All diese Teile des menschlichen Körpers sind von der ausreichenden Zufuhr der Mineralstoffe abhängig. Für einen gesunden und ausgewogenen Lebensstil ist es also unabdingbar, möglichst täglich eine ausreichende Menge der Mineralstoffe zu sich zu nehmen. Grundsätzlich zählen zu den Mineralstoffen und Spurenelementen jegliche Bestandteile der normalen Nahrung, deren Zusammensetzung anorganischer Natur ist und einen äußerst geringen Anteil in der Gewebe- oder Molekülzusammensetzung haben. Grundsätzlich sind die Mengen so klein, dass die Maßeinheit in Milligramm festgelegt ist. Diese Mengen jedoch reichen bereits aus, um einen signifikanten Einfluss auf den Körper und die körperliche Gesundheit haben zu können. Dabei spielt es keine Rolle, ob dabei ein vegetarischer oder gar veganer Lebensstil verfolgt wird. Die Spurenelemente sind sowohl in pflanzlichen als auch in tierischen Lebensmitteln enthalten. Lediglich die Mengen unterscheiden sich dabei. Die wichtigsten Spurenelemente, welche über die geregelte Ernährung aufgenommen werden sind **Calcium, Eisen, Magnesium, Phosphor, Kalium, Natrium, Chlor und Zink**. Die Wirkungsweisen dieser Spurenelemente und in welchen Lebensmitteln sie zu finden sind, ist nachfolgend erklärt.

Calcium

Calcium oder Kalzium ist in der Sport- und Ernährungswelt noch ein relativ neuer und damit umstrittener Fatburner. In einer Diskussion scheiden sich erneut die Geister. Hauptsächlich liegt das daran, dass mit den Inhaltsstoffen von Kalzium kein eindeutiger und unumstößlicher Beweis für eine Förderung des Fettabbaus vorliegt. Studien belegen jedoch, dass eine Gruppe Probanden beim Abnehmen im Schnitt 5 Kilo mehr verlieren konnten, als die Gruppe ohne zusätzliche Kalziumzufuhr. Eine erhöhte Aufnahme soll nach Erklärung dieser Studie dazu führen, dass die Bildung des Schilddrüsenhormons gefördert wird. Dieses Schilddrüsenhormon sorgt dann in dieser Konzentration dafür, dass in den körpereigenen Fettzellen weniger Kalzium eingelagert wird. Das wiederum soll die sogenannte Lipolyse antreiben. Die Lipolyse beschreibt dabei lediglich den Vorgang des „Einschmelzens“ von Fettzellen zur Energiegewinnung. Ein **Mangel an Kalzium** hat vor allem eine Umstellung für den Körper zur Folge. Der Körper geht von einer Mangelernährung aus und aktiviert die Fettzellen, Nährstoffreserven anzulegen. Dieser Vorgang äußert sich darin, dass der **Körperfettanteil steigt** und sich das Fett in den typischen Problemzonen anlegt. Eine kalziumreiche Ernährung kann also dabei helfen, den natürlich Kalziumspiegel zu stabilisieren. Keinesfalls sollte hier mit großen Mengen gearbeitet und dann auf ebenso große Ergebnisse gehofft werden. Ratsam ist es nur, Nahrungsergänzungsmittel mit Kalzium herbeizuziehen, wenn durch die geregelte Ernährung nicht ausreichend Kalzium zur Verfügung stehen würde. Kalziumreiche Lebensmittel sind in erster Linie **Milch, Joghurt, Quark** und **Käse**.

Eisen

Eisen ist ein besonders wichtiges Mineral, welches unbedingt seinen Platz in der Ernährung finden sollte.

Sicher hat der eine oder andere schon einmal gehört, dass Spinat und Brokkoli gute Eisenquellen für den menschlichen Körper sind. Soweit ist das richtig, **rotes Fleisch** jedoch liefert weitaus mehr Eisen. Zudem ist tierisches Eisen sehr viel besser für eine gesunde Ernährung als das Pflanzliche. Das liegt nicht zuletzt daran, dass pflanzliches Eisen sehr viel schlechter vom Körper aufgenommen und verwertet werden kann, als das Tierische. Das Eisen ist einer der Hauptbestandteile des Blutfarbstoffes Hämoglobin. Dieser wiederum ist maßgeblich dafür verantwortlich, den in den Lungen gefilterten Sauerstoff ins Blut zu übertragen und damit für den gesamten Körper zugänglich zu machen. Am effektivsten und besten nimmt der Körper Eisen durch die Nahrung auf, wenn in gleichem Zuge **Vitamin C** aufgenommen wird. Die beiden Stoffe begünstigen gegenseitig ihre Aufnahme und haben einen ebenso positiven Einfluss auf Stoffwechsel und Fettverbrennung. Wird also zu wenig Eisen aufgenommen, wird weniger Sauerstoff transportiert. Das wiederum hat einen Effekt auf den Körper, der einer Kettenreaktion gleicht. Der Körper ist bestrebt, sämtliche Energieverbraucher nach bestem Gewissen zu bedienen. Dazu ist ebenfalls Sauerstoff benötigt. Kann der Sauerstoff nicht in der gewünschten Menge bereitgestellt werden, schaltet der Körper in eine Art Energiesparmodus, um den Energieverbrauch dem Sauerstoffbedarf anzupassen. Wird weniger Energie verbraucht, werden weniger körperliche Reserven bezogen und damit weniger Fett verbrannt. Vorsicht sei jedoch geboten bei einer Überdosierung. Zu viel Eisen schadet dem Körper ähnlich wie zu wenig. Falls also auf Eisenpräparate zurückgegriffen werden wollen würde, sollte dazu ein entsprechender Arzt konsultiert werden, um die Dosierungen festzulegen und zu überwachen. Im Falle einer Überdosierung droht das Risiko der Erkrankung an Hämochromatose. Die Eisen-Krankheit sorgt dafür, dass zu viel Eisen im Organismus gespeichert wird. Dieses sammelt sich dann an den entsprechenden Organen und lagert sich dort ab. Nicht selten sind eine Leberzirrhose oder ähnliche Schäden die Folge. Die einzige Behandlungsmöglichkeit wäre eine Senkung des Eisenspiegels durch Aderlass. Dabei wird etwa 4 bis 8 mal jährlich 0,5 bis 1,0 Liter Blut gelassen, um den Eisenspiegel zu normalisieren. Allerdings wäre dies eine Behandlung, welche bis zum Lebensende durchgeführt werden müsste. Daher bei einer Nahrungsergänzung durch Eisen unbedingt einen Arzt zu Rate ziehen.

Magnesium

Magnesium per se ist als Fatburner nur bedingt geeignet. Studien belegen eindeutig, dass es keine signifikante und effektive Verbindung zwischen

Magnesium und der Fettverbrennung gibt. Magnesium ist zwar unter anderem am Stoffwechsel und damit auch der Fettverbrennung beteiligt, jedoch hält sich die Beteiligung insoweit in Grenzen, als dass Magnesium keinen deutlichen Einfluss darauf haben könnte. Bei der sportlichen Betätigung hingegen ist Magnesium besonders hilfreich. Beim Abnehmen ist es in den meisten Fällen unumgänglich, zusätzlich Sport zu treiben, um das gewünschte Ziel zu erreichen. Durch das Magnesium können sich Muskeln schneller und besser entspannen. Das wiederum fördert den Regenerationsprozess der Muskelstrukturen und hilft beim Aufbau bzw. der Vergrößerung der vorhandenen Strukturen. Eine Vergrößerung des Muskelquerschnitts hat einen erhöhten Energieverbrauch zur Folge, was wiederum mehr Energie aus den Fettzellen bezieht. Indirekt kann also Magnesium doch einen gewissen Einfluss auf die Fettverbrennung und den damit angestrebten oder erreichten Gewichtsverlust haben. Käuflich ist der Mineralstoff in diversen Varianten. Die beliebtesten jedoch sind Tabletten und Pulver zum Einrühren in das Getränk. Zwischen 350 und 900 Milligramm sollte ein Erwachsener täglich zu sich nehmen, um den Haushalt im Gleichgewicht zu halten. Die besten Lebensmittel, um ein etwaiges Defizit auszugleichen sind vor allem **Bananen, Spinat, Brokkoli, Erbsen, Soja, Haferflocken und Nüsse**.

Phosphor

Phosphor ist als Mineralstoff vor allem für die Zellstruktur im Körper ein wichtiger Bestandteil. In der regulären Ernährung wird er in Form von Phosphat aufgenommen. Als Hauptbestandteil der Zellmembranen ist er praktisch für den Schutz der DNA-Strukturen verantwortlich. Zusätzlich kann damit das Säure-Basen-Gleichgewicht des Körpers stabilisiert werden. Durch die normale Ernährung wird in der Regel so viel Phosphor aufgenommen, dass es praktisch unmöglich ist, dabei an Mangelerscheinungen zu leiden. Am ehesten treten diese Mangelerscheinungen dann auf, wenn eine Person künstlich ernährt wird. Dabei ist dann meist mit einer Störung der Funktion der Nieren zu rechnen, einem Mangel an Vitamin D, den damit einhergehenden psychischen Beschwerden und einer Überfunktion der Nebenschilddrüsen. Unter Umständen kann es zu einer Erweichung des Knochengewebes kommen, was auf den Mangel an Phosphor und die damit mangelnde Stabilität der Zellwände zurückzuführen ist. Eine Überdosierung ist fast nicht möglich, da überschüssige Mengen an Phosphor einfach vom Körper durch den Urin ausgeschieden werden. Sollte sich der Wert dennoch stark erhöhen, sind ebenfalls Nierenfunktionsstörungen und eine Nebenschilddrüsenunterfunktion zu erwarten. Täglich ist es empfohlen, etwa 700 Milligramm

Phosphor zu sich zu nehmen. Im Maß von herkömmlichen Lebensmitteln entspräche das ungefähr **120 Gramm Gouda, 170 Gramm Linsen, 55 Gramm Weizenkleie oder 1,4 Kilogramm Kohlrabi**. In der Regel wird dieser Wert durch die normale Ernährung leicht erreicht. Im Falle des Bedarfs an Ergänzungsmitteln muss kein sonderlich großer Wert auf eine exakte Dosierung gelegt werden. Ein Überschuss würde einfach vom Körper ausgeschieden.

Chlor

Das Chlor ist für den Fettabbau und den Gewichtsverlust am effektivsten, wenn es in der Form von Chlorogensäure genutzt werden kann. Diese ist vor allem in dem sogenannten **grünen Kaffee**. Im menschlichen Körper hat die Chlorogensäure vor allem eine antioxidative Wirkung. Dadurch wird der Alterungsprozess der Zellen gehemmt und das Bindegewebe gestärkt. Viel effektiver ist jedoch die Wirkung auf Leber und den damit zusammenhängenden Fettstoffwechsel. Die Chlorogensäure hemmt die Aufnahme von Zuckern im Körper und reduziert damit ebenfalls die Menge an Zucker, welche durch die Leber ins Blut gegeben wird. Der Stoffwechsel und die Fettverbrennung arbeiten währenddessen auf dem normalen Level weiter. Durch das Ausbleiben des Zuckers durch die Leber greift der Stoffwechsel jedoch nicht auf den Blutzucker direkt zurück, sondern bezieht die nötige Energie hauptsächlich aus den Fettreserven des Körpers. Dadurch wird eine effektive Zweifachwirkung erzielt. Zum einen wird die Aufnahme und Speicherung von Zuckern als Reserve gehemmt und zum anderen zusätzlich Fett aus den körperlichen Reserven verbrannt. Beim Kauf von Präparaten, welche mit Chlor werben, sollte also darauf geachtet werden, dass der Wirkstoff nach Möglichkeit Chlorogensäure ist.

Empfehlung:

Grüner Kaffee von Rohebohnen: der gemahlene grüne Kaffee ist nicht vergleichbar mit einem herkömmlichen Röstkaffee, dafür steckt dieses Naturprodukt voller wertvoller Inhaltsstoffe. Das Produkt kann wie Tee zubereitet und getrunken werden.

Wer Kapseln bevorzugt, der findet den grünen Kaffee auch in Kapsel-Form mit einem hohen Gehalt an Chlorogensäure.

Zink

Zink ist mit seiner einzigartigen molekularen Zusammensetzung ein besonders wichtiges Element der gesunden Ernährung. Denn nicht nur bei der allgemeinen Ernährung spielt das Spurenelement eine große Rolle, sondern vor allem bei den Prozessen des Stoffwechsels. Um alle Nährstoffe und Nährstoffbausteine aus der Ernährung entnehmen und in für den Körper nutzbare Stoffe transferieren zu können, ist es nötig, dass bestimmte Enzyme im Zuge der Verdauung und anderen Prozessen die aufgenommenen Stoffe aufspalten können. Zink ist als Bestandteil von über 300 Enzymen damit praktisch unersetzlich für den Aufbau, die Arbeit und den Nutzen der Enzyme. Durch einen etwaigen Mangel kann also der Stoffwechsel entsprechend beeinflusst werden. Da Zink also an so ziemlich sämtlichen stoffwechselbedingten Aktivitäten beteiligt ist, liegt es nahe, dass während körperlich sehr anspruchsvoller Phasen ein erhöhter Bedarf an Zink besteht. Eine Krankheit, eine Wachstumsphase oder eine Schwangerschaft können dafür beispielsweise eine plausible Ursache sein. Im Zuge der Lebensdauer untersteht der Körper einem ständigen Wandel. Zellen werden dauernd erneuert und sterben ab. Zink ist maßgeblich an diesen Prozessen beteiligt. Ein Mangel bremst also diese Vorgänge aus und die Zellen sterben rascher ab, als sie sich erneuern. Der Alterungsprozess wird dadurch erheblich beschleunigt und vor allem Haut, Bindegewebe und Fettgewebe leiden darunter. Wenn das Ziel besteht, mit Zink den Stoffwechsel anzuregen und Gewicht zu verlieren, ist eine Menge von 10 Milligramm täglich ein solider Wert, um die Prozesse zu beschleunigen. Zu finden ist Zink vor allem in **Meeresfrüchten, Vollkornprodukten und Nüssen**. Im Falle einer nicht ausreichenden Zufuhr kann alternativ oder ergänzend zu **Zinktabletten** gegriffen werden.

Fazit

Um effektiv abnehmen zu können, ist es wichtig, eine bestimmte Ernährung zu verfolgen. Zwar spielt eine gewisse körperliche Betätigung wie beispielsweise im Sport ebenfalls eine wichtige Rolle, dennoch sind **Nährstoffe**, **Vitamine** und **Spurenelemente** besonders wichtig, wenn ein Gewichtsverlust erzielt werden soll. Die Hauptnährstoffe **Kohlenhydrate**, **Fette** und **Proteine** bilden dabei die solide Grundlage, nach welcher ein bestimmter Ernährungsplan ausgerichtet werden sollte. Dabei sollte vor allem auf die **ausreichende Zufuhr von Protein** und die **Limitierung von ungesunden Fetten und Kohlenhydraten** geachtet werden. **Vitamine** sollten im Zuge einer ausgewogenen Ernährung grundlegend in ausreichender Menge zugeführt werden, dennoch ist es ratsam, auf **Nahrungsergänzungsmittel** zurückzugreifen, falls gewisse Tage oder Zeiten nur geringfügig Nährstoffe, Lebensmittel oder Nahrung und damit Vitamine zugeführt werden. Nicht nur für das **Immunsystem** und die **körperliche Gesundheit** sind die Vitamine bedeutend, sondern vor allem für den **Stoffwechsel** und **Alterungsprozesse**. Die ähnlich klingenden **Vitaminoide** haben im Prinzip fast dieselben Aufgaben, mit dem Unterschied, dass diese zu einem Teil vom Körper selbst synthetisiert werden können. Besonders aus diesem Grund ist bei der Nahrungsergänzung mit Vitaminoidpräparaten besondere **Vorsicht geboten**, da eine Überdosierung über längere Zeit die Synthetisierung hemmen und damit das natürliche körperliche Gleichgewicht aus der Waage bringen könnte. **Mineralstoffe** sind nur zu einem besonders geringen Teil in der normalen Nahrung enthalten. Daher ist es praktisch auch bei einer weniger ausgewogenen Ernährung gewährleistet, dass ausreichende Mengen zugeführt werden. Dennoch ist es empfehlenswert teilweise auf Ergänzungsmittel zurückzugreifen, falls eine weniger gesunde und ausgewogene Ernährung verfolgt wird. Auch hier ist bei der Dosierung **Vorsicht geboten**. **Eventuelle Ergänzungen der Nahrung sollten daher im besten Falle mit einem fachmännisch kompetenten Arzt oder Hausarzt besprochen werden.** Wichtig ist es dabei noch zu wissen, dass alle dieser Elemente, Nährstoffe, Vitamine und Verbindungen hauptsächlich über die Ernährung aufgenommen werden und daher über das Verdauungssystem und sonstige körperliche Prozesse umgewandelt und transportiert werden müssen. Ein ausreichender Konsum von **Flüssigkeit** als Trägermittel und Transportmöglichkeit sollte daher zu jedem Zeitpunkt gewährleistet werden.

Leseprobe “Fettverbrennung und Muskelaufbau”

Gleichzeitig fett verbrennen und Muskeln aufbauen ?

-> Grundlagen für effektive Fettverbrennung und Muskelaufbau

Mit dem nötigen **Grundwissen** und Tipps zu **Sport**, **Ernährung** und **Supplements** zur Sommerfigur!

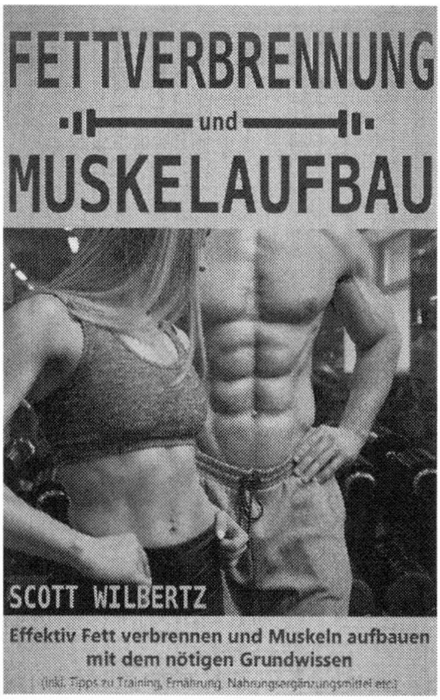

Einleitung

Der Sommer steht mal wieder vor der Tür und kommt damit, wie jedes Jahr, viel zu früh. Die guten Vorsätze von Silvester, dieses Jahr mehr Sport zu treiben, eventuell einige Laster abzulegen und sich gesünder zu ernähren, wurden immer wieder vor sich her geschoben. Der Sommer ist ja sowieso noch lange hin. Doch schlagartig klettern die Temperaturen höher, die Tage werden länger und die Badeseen öffnen ihre Pforten. Und nicht nur Freibäder und Seen läuten die Saison ein. Normalerweise ist in der Ferienzeit im Sommer, besonders dann, wenn es am heißesten ist, der Sommerurlaub geplant. Ob nun in den Norden oder tief in den Süden, zumeist ist der geplante Sommerurlaub nicht etwa auf einer winterlichen Hütte tief in den Bergen, sondern viel mehr am Strand in der Südsee vorgesehen. Für den perfekten Strandgenuss braucht es eigentlich nicht besonders viel. Ein paar kühle Getränke, ein Handtuch, vielleicht eine Luftmatratze und gute Begleitung. Doch die meisten fühlen sich am Strand in ihrer Haut nicht wohl. Woran liegt das?

Die Sommerfigur wurde im Winter vernachlässigt und jetzt zeigen sich die Folgen. Überschüssige Kilos, die schon lang bekämpft sein wollten, ruinieren nun die perfekte Strandfigur und können so die Freude auf den geplanten Urlaub dämpfen. Dazu muss es jedoch gar nicht erst kommen. Mit einer gewissen Raffinesse und ein wenig Basiswissen im Fitness-Bereich und im

Hinblick auf die Ernährung, kann dem Sommer entspannt und ohne Zwänge entgegengesehen werden. Kein Verzicht auf Essen, wie bei vielen herkömmlichen Diäten, keine teuren Nahrungsergänzungsmittel, die den Körper nach dem Absetzen wieder aufblähen lassen und keine stundenlangen Trainings-Einheiten auf dem Laufband.

Das Geheimnis liegt in einer gewissen **Grundbildung im Bezug auf den Körper** und einer **gesunden und ausgewogenen Ernährung**. Viele der herkömmlichen Diäten arbeiten mit einem sogenannten **Kaloriendefizit**. Ein Kaloriendefizit in den Tagesablauf einzubauen bedeutet, eine gewisse Differenz zwischen den aufgenommenen Kalorien und den verbrannten zu halten. Sodass der Körper mehr Kalorien verbrennt, als er tatsächlich durch die Nahrung aufnimmt. Diese Art von Blitzdiäten ist zwar sehr wirksam, jedoch liegt in genau dieser Wirksamkeit die Schwäche verborgen. In den herkömmlichen Diäten wird für einen bestimmten Zeitraum eine gewisse Umstellung an der Ernährung vorgenommen. Wird diese Umstellung jedoch wieder rückgängig gemacht, so tritt der allseits bekannte **Jo-Jo-Effekt** ein. Durch das Zurückkehren zu alten Gewohnheiten baut der Körper wieder Fett auf und füllt die leeren Fettpolster mit Energiereserven auf. Meist kehrt das Fett dann sogar vermehrt zurück, sodass sich schon einige Wochen nach dem Abschluss der Diät wieder alte Körperformen einstellen.

Das Geheimnis ist es nicht etwa eine Diät für einen bestimmten Zeitraum zu halten, sondern einen **kompletten Wandel des Lebensstils** vorzunehmen. Nicht etwa im Schlechten, was bedeuten würde, dass permanent auf Nahrung verzichtet werden müsste, sondern in einem gesundheitlich positiven und bedachteren Sinne.

In nachfolgendem Ratgeber sind vor allem die Probleme der Fettverbrennung und des Muskelaufbaus beschrieben und wie sie sich gegenüberstehen. Einige wissenschaftliche Grundlagen zu einem Grundverständnis, diverse Ernährungs- und Trainingstipps sowie Ratschläge für die gesunde Ernährung im Alltag.

Dem Sommerkörper steht demnach nichts mehr im Wege und dem Fett kann der Kampf angesagt werden !

Wissenschaftliches Grundverständnis

Um sich erfolgreich dem perfekten Sommerkörper nähern zu können, ist ein grundlegendes Verständnis von den einfachen Vorgängen, welche im Körper passieren, vorteilhaft. Insbesondere Fett zu verbrennen und Muskeln im gleichen Zug aufzubauen kann ein Problem darstellen. Jedoch ist es mit gewissen Tricks und Tipps nicht unmöglich zu meistern.

Prinzipiell ist der menschliche Körper ein Teil eines umfassenden Organismus, welcher täglich viele Aufgaben erledigen muss. Diese vielen Aufgaben lassen sich aber auf ein relativ simples Grundgerüst zurechtstutzen. Der menschliche Körper ist aufgrund der evolutionären Bedingungen lediglich für zwei größere Komplexe verantwortlich. Zum einen die **Fortpflanzung** und zum anderen die **Lebenserhaltung**. Nimmt man die Fortpflanzung und die Erhaltung der eigenen Spezies bei Seite, so bleibt lediglich der Überlebenssinn übrig. Zu überleben heißt nicht ausschließlich, sich nicht in Gefahren zu begeben und im Falle einer Gefahr richtig oder instinktiv zu handeln. Für die einfache Körperbiologie heißt die Lebenserhaltung vor allem die optimale Nutzung von Ressourcen.

Der Körper ist dafür verantwortlich, dass Nährstoffe, welche durch Nahrung aufgenommen werden, nach bestem Gewissen für den Körper genutzt werden. Die Moleküle werden durch den Verdauungsprozess aufgespalten und die bestimmten einzelnen Inhalte über das Kreislauf-System im Körper an den richtigen Stellen platziert. Diese Nährstoffe können im gesundheitlichen und Fitness-technischen Bezug vor allem auf Kohlenhydrate als Energiespender, Eiweiß als Grundlage für Muskeln und Energiespender und bestimmte Aminosäuren reduziert werden. Die fundamentalste Grundlage der Physik kann dabei auch auf den menschlichen Körper angewandt werden. Energie kann weder geschaffen, noch vernichtet werden. Sie kann lediglich transformiert werden. Genau dieser Transformationsvorgang geschieht im menschlichen Körper.
Energie, welche in der Nahrung enthalten ist, wird durch den Körper transformiert und damit nutzbar gemacht. Diese Energie wird im ernährungstechnischen Zusammenhang als **Kalorie** betitelt.
Diese Kalorien werden vom Körper für verschiedene Funktionen genutzt, welche für das Überleben des Organismus unverzichtbar sind. Dazu gehören in erster Linie Muskelaktivitäten im geregelten Maß, Organaktivitäten und die Atmung. Wenn dem Körper

also Energie zugeführt wird, wird diese transformiert und dann zu den verschiedenen Stationen geleitet, wo sie verbraucht wird. Je nach Größe der Energiezufuhr werden bestimmte Aktivitäten stärker und schwächer ausgeführt. Mit diesem grundlegenden Prinzip wird sowohl bei der Fettverbrennung als auch bei dem Muskelaufbau gearbeitet. Wenn dieses System verinnerlicht ist, fällt es wesentlich leichter, bestimmte Vorgänge zu verstehen und vor allem bewusst zu beeinflussen.

Ende Leseprobe

Das Buch “Fettverbrennung und Muskelaufbau” ist bei Amazon als Ebook und als Printversion erhältlich und enthält neben den **wissenschaftlichen Grundlagen** noch folgende Themen:

- Fettverbrennung
- Muskelaufbau
- Fett verbrennen und Muskeln aufbauen zur gleichen Zeit
- optimale Ernährung für den Muskelaufbau
- Fettverbrennung ankurbeln mit der richtgen Ernährung
- die richtigen Getränke
- Lebensmittel und Getränke, die zu meiden sind
- Der Sport
- Ausdauersport

- Kraftsport
- Verschiedene Varianten des Kraftsports
- Alternative Sportarten
- Nahrungsergänzungsmittel
- Low Carb Diät
- Paleo Diät
- Intermittierendes Fasten
- HIIT Training
- Splittraining im Kraftsport

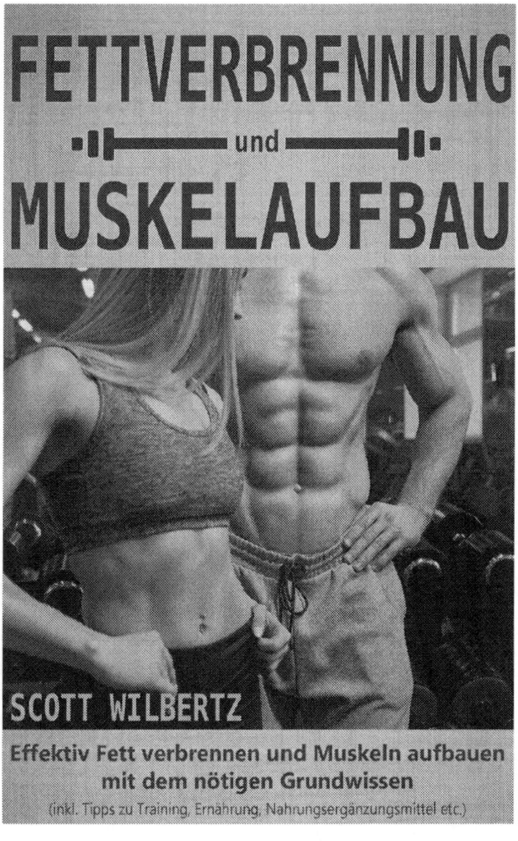

Weitere Buchempfehlungen

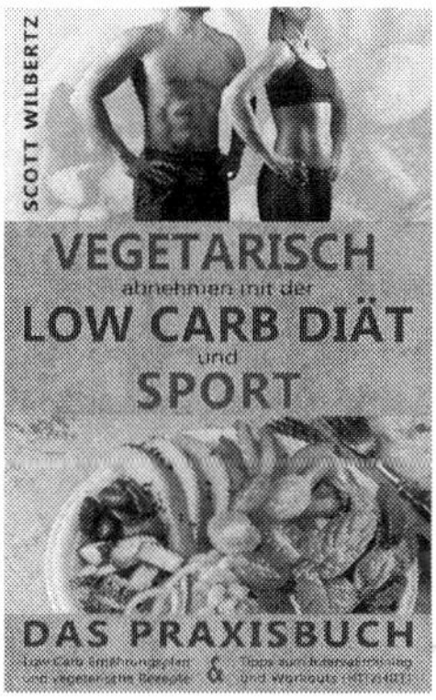

Vegetarisch abnehmen mit der **LOW CARB DIÄT** und **SPORT**

- das Praxisbuch (nicht nur für Vegetarier !)

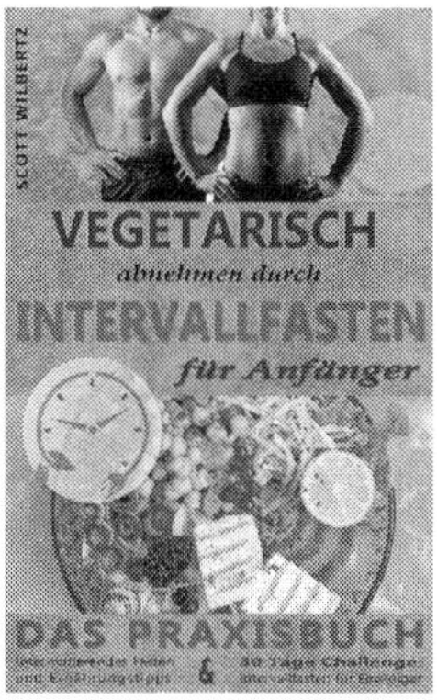

Vegetarisch abnehmen durch **Intervallfasten**

- das Praxisbuch (nicht nur für Vegetarier !)

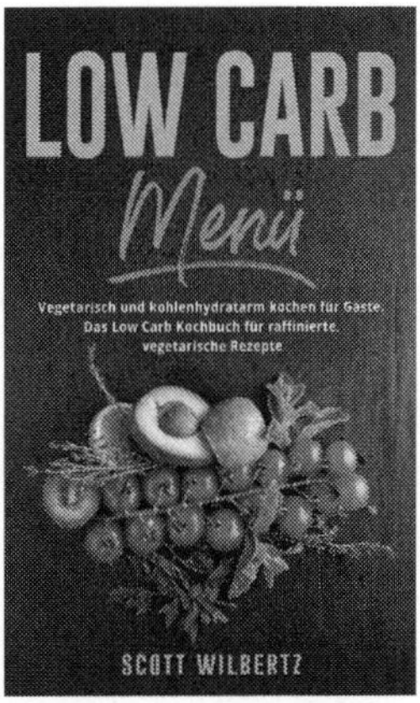

Low Carb Menü

- leckere 3-Gang-Menüs für Figurbewusste

Noch ein wichtiger Hinweis:

Der Inhalt dieses Ratgebers wurde sorgfältig recherchiert. Dennoch **ersetzt er keine Beratung eines fachkundigen Arztes oder Heilpraktikers.** Die Informationen wurden nach bestem Wissen zusammengetragen, jedoch übernimmt der Autor keine Haftung für eventuelle Schäden, die aus der Anwendung der Ratschläge entstehen.

Haftungsausschluß

"Die Verwendung der Informationen in diesem Buch und die Umsetzung derselben erfolgt ausdrücklich auf eigenes Risiko. Der Autor kann aus keinerlei Rechtsgrund die Haftung übernehmen. Haftungsansprüche gegen den Autor für Schäden jeglicher Art die durch die Nutzung der Informationen in diesem Buch enstanden sind, bzw. durch die Nutzung fehlerhafter und / oder unvollständiger Informationen verursacht wurden, sind ausgeschlossen. Folglich sind auch Rechts- und Schadenersatzansprüche ausgeschlossen. Der Inhalt dieses Werkes wurde mit größter Sorgfalt erstellt und überprüft. Der Autor übernimmt keine Gewähr und Haftung für die Aktualität, Korrektheit, Vollständigkeit und Qualität der bereitgestellten Informationen. Druckfehler können nicht vollständig ausgeschlossen werden. Weiterhin beruht der Inhalt dieses Werkes auf persönlichen Erfahrungen und Meinungen des Autors. **Der Inhalt darf nicht mit medizinischer Hilfe verwechselt werden.**"

Impressum

1.Auflage (09/2018)

Kontakt: Verena Matzke, Käthe-Kollwitz-Str. 38, 50181 Bedburg
Fotos: Fotolia
Datei: #120765382 | Urheber: seralex
Datei: #66965765 | Urheber: psdesign1
Datei: #115140690 | Urheber: seralex
Formatierung:
Scott Wilbertz

33323520R00049

Printed in Poland
by Amazon Fulfillment
Poland Sp. z o.o., Wrocław